胃腸

決定你的健康

暢銷改版

胃腸肝膽保健密碼

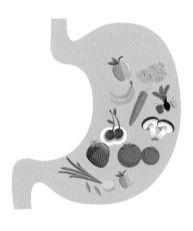

◎合著

高雄榮總腸胃肝膽科主任、
台灣「百大良醫」之一
許秉毅

高雄榮總營養師
許慧雅

前聯合報資深醫藥新聞記者
梁靜于

【目錄】

胃腸決定你的健康

【推薦序】瞭解自己、保健自己／王金平　　　　　　　　10

【推薦序】胃腸的保健密碼，讓你知道也做到／李四端　　12

【推薦序】讓你更健康的保健知識庫／鄭國琪　　　　　　14

【推薦序】就是要常保幸福、安康／黎國洪　　　　　　　16

【推薦序】營養、保養、修養的健康指南／謝明哲　　　　18

【作者序】醬作，「胃」來幸福「腸」保安康　　　　　　19

Part I

小毛病，大祕密

關鍵解析 ─①─ 一個你很清楚、別人可能不知道的祕密──**放屁**　　24

關鍵解析 ─②─ 一個別人清楚、你可能不知道的祕密──**口臭**　　30

關鍵解析 ─③─ 口腔沙漠化──**口乾**　　38

關鍵解析 ─④─ 食路不通──**吞嚥困難**　　43

關鍵解析 ─⑤─ 魚的反撲──**魚刺哽喉**　　48

關鍵解析 ─⑥─ 胃裡的蟲蟲危機──**幽門螺旋桿菌**　　50

關鍵解析 ─⑦─ 肝腸寸斷──**腹痛**　　54

關鍵解析 ─⑧─ 一肚子氣──**腹脹**　　58

關鍵解析 ─⑨─ 千呼萬喚屎出來──**便祕**　　62

關鍵解析 ─⑩─ 肛門漏水──**腹瀉**　　68

關鍵解析 ─⑪─ **查糞觀便，守護健康**　　72

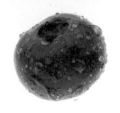

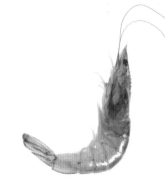

Part II

胃腸肝膽，自我療護

關鍵解析 ─①─▌ 心灼灼，胃酸酸──**胃食道逆流疾病**   76

關鍵解析 ─②─▌ **食道癌**   82

關鍵解析 ─③─▌ **胃炎**   85

關鍵解析 ─④─▌ **消化性潰瘍**   88

關鍵解析 ─⑤─▌ **胃癌**   93

關鍵解析 ─⑥─▌ 「一清、二多、三少、四不」的青春密碼──**胃老化**   97

關鍵解析 ─⑦─▌ **腸躁症**   101

關鍵解析 ─⑧─▌ **乳糖不耐症**   105

關鍵解析 ─⑨─▌ 大腸裡的小刺客和大殺手──**大腸息肉及大腸癌**   107

關鍵解析 ─⑩─▌ 後顧之憂──**痔瘡**   113

關鍵解析 ─⑪─▌ 好膽嘜走──**膽結石**   116

關鍵解析 ─⑫─▌ **病毒性肝炎**   120

關鍵解析 ─⑬─▌ **肝癌**   126

關鍵解析 ─⑭─▌ **脂肪肝**   133

關鍵解析 ─⑮─▌ **ＡＢＣ健肝守則**   136

關鍵解析 ─⑯─▌ **代謝症候群**   140

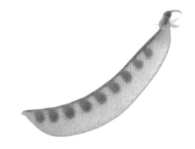

Part III

抗老養生，常保青春

關鍵解析 — ① ▌老化與疾病	152
關鍵解析 — ② ▌遠離毒素	155
關鍵解析 — ③ ▌快樂是回春良藥	161
關鍵解析 — ④ ▌吃出健康	167
關鍵解析 — ⑤ ▌抗老聖品	178
關鍵解析 — ⑥ ▌運動保青春	183

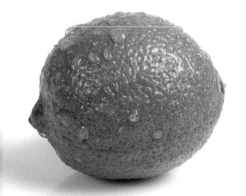

〔推薦序〕
瞭解自己、保健自己

　　這是一本人人都應該為自己而讀的好書。

　　民以食為天，食以胃腸為本，我們得之於胃腸者太多，但愛之於胃腸者太少，有時還因為保健觀念不正確，反而讓胃腸受苦不少。《胃腸決定你的健康》是專門講述胃腸保健的書，其要旨不在增廣見聞、說理辨義，而是透過「發現問題、找出原因、醫師叮嚀」的方式，告訴人們和自己身體的相處之道。在浩瀚如海的書籍中，吾人可以肯定──閱讀此書，有益健康。

　　胃腸是養生繫命的根本，口腹之需有賴它們為後盾，人體養分有賴它們的消化供給。而現代社會飲食多變，多數人「食不厭精」，大多在意吃得好不好、多不多，少有人關心下肚後的種種。胃腸三餐五頓地時時操勞，但大家總習慣於「病了才看醫生、痛了才找藥吃」，不重視預防、保健的結果，胃腸疾病反而成為現代文明的困擾之一。

　　許秉毅醫師是胃腸肝膽科名醫，病患登門求醫，他不只是問診、開處分，還極有耐心地告訴病患發病原因和保健之道，讓病患懂得如何保健自己、遠離疾病。良醫仁心，基於「希望人人能自己為健康把關」的想法，許醫師和許慧雅營養師、資深醫藥記者梁靜于小姐共同合作，以淺顯易懂的筆調將多年行醫經驗轉為書冊，不厭其煩告訴讀者各種胃腸問題發生的原因、自我保健的方法。這是造福讀者的功德之舉，人人居家有此良典，自然能夠永保幸福安康。

　　醫學與人切身相關，卻也令人望而生畏，撰寫人人可讀的醫事類書籍可謂難度極高。醫事科普書首重知識的正確性，絕不能憑空想像、恣意推論，否則誤導讀者、為禍非同小可。其次是實用性，如果通篇頭頭是道、言之有物，但內容卻與讀者需求脫節，那對居家保健的幫助就不大。最後是必須要有可讀性，如果寫作技巧不夠高明、文字過於艱澀，一般讀者會看不懂或看

不下去，也會失去讓一般民眾都能閱讀、進而自我保健的效果。

本書難能可貴的地方，就在於兼具了正確性、實用性、可讀性三項特點。三位作者在介紹正確保健觀念的前題下，不僅將國人常見的胃腸問題作了詳實解說，也提供了切實有用的方法，從一般常見的口乾、吞嚥困難、腹痛、腹賬，到難以啟口的口臭、放屁等問題，再到大家擔心害怕的胃癌、慢性肝炎等重大疾病的預防，作者都有精闢生動的介紹，實用性相當高。更重要的是，作者能把深奧醫學，以淺顯易懂、幽默風趣的方式加以呈現，令人捧讀時興味十足，掩卷後受益良多。

人生也有涯，而知也無涯，在無窮無盡的知識中，我們應該優先瞭解自己、保健自己，才能蓄積生命的能量。所以，不論有空沒空，你都應該細讀本書，為自己，也為家人。

前立法院長 王金平

〔推薦序〕
胃腸的保健密碼，讓你知道也做到

　　現代人渴望健康，但往往不清楚如何做才能擁有健康。看了許秉毅等人合著的《胃腸決定你的健康》，就很容易了解健康該從那裡下手，按照書中提供的方法去做，就可以擁有健康。

　　許秉毅是著名的腸胃科醫師，學有專長，長期為病人看診，累積的病例成千上萬，他有系統地歸納整理腸胃常見的疾病，提出病理分析與醫療良方；營養師許慧雅針對症狀設計飲食，讓人吃得健康；前聯合報資深醫藥記者梁靜于負責潤筆全書。

　　我經常逛書店，翻過不少有關健康的書，絕大部分是醫師單打，少有營養師參與，更不要說再加上一名記者。就我所知，在健康書中這種「鐵三角」組合應該是空前的，也難怪全書專業性十足，可讀性很高。

　　許多人可能或多或少有些腸胃疾病，口臭、便祕、拉肚子等等，這些看起來不是病，但是都會造成生活上的困擾，書中都會從醫師、營養師的角度提出避免或改善之道。

　　以口臭為例，患者通常自己不知道，別人又不方便講。書中告知讀者口臭的成因，如何自我檢測是否有口臭，生活中有那些小祕方可以避免或消除口臭；如果不能改善，何時要去就醫，醫師會用什麼方法治療；最後營養師提出她的改善口臭小祕方，和吃那些食物能避免或改善口臭。

　　有些腸胃疾病對人體傷害是嚴重的，患者出現症狀除了疼痛，更感到恐懼，如胃潰瘍、胃癌、大腸息肉、大腸癌等等。書中同樣有條不紊地提出病因、保健、飲食、醫療的正確方法，讓患者有所遵循，健康的人也知道如何避免被這些疾病侵犯。

　　隨著年齡步入中年，經常會聽到、看到某些朋友或長輩被疾病纏身：輕症不良於行，生活品質受到嚴重影響；重症者無法自理生活，甚至躺在床上

不能動彈，要請外籍看護照顧。最近新聞媒體還常報導，一些原本中老年人好發的疾病，患者年齡層已有下降趨勢。

　　現在很多人不想長壽，只希望活著時候很健康，事實上健康的人通常也是長壽的，而且看起來比實際年齡年輕。如何才能做到，書中第三部分有「關鍵解析」。我們的生活環境瀰漫著空氣污染、水污染，食物不時傳出有農藥殘餘或是不符合食品衛生規範，於是書中提出「防毒」、「排毒」的觀念與作法，來消弭這些使人不健康的因素。

　　當然，吃要注意之外，心情愉快和運動是保持健康的重要方法。

　　看完全書，讀者一定會知道如何保護胃腸，但是要健康不能只是知道，更重要的是要做到。讓我們一起努力吧！

電視主播、主持人　李四端

〔推薦序〕
讓你更健康的保健知識庫

　　秉毅主任在高雄榮民總醫院是出了名敬業的醫師，曾獲得《商業周刊》推薦爲台灣百大良醫之一，如今將看診多年的經驗與心得，並結合營養師許慧雅與前聯合報資深醫藥記者梁靜于，完成《胃腸決定你的健康》一書，對患者、對民眾而言，這是一部值得重視的保健知識庫。

　　許主任的專業是一流的，深深贏得同事、患者尊敬。除了專業，更重要的是醫德，他總是視患者如親人，用心治病之外，很有耐心地向患者與家屬解釋病情。許多患者問醫師的問題，對醫師而言，常認爲是一般的常識。許多患者或家屬的第一次發問，可能是醫師第一千次或一萬次回答相同的問題。而不論是第幾次說明，許主任總是能和顏悅色回答患者很多「無知」的問題。這在我這位「老」醫師看來，是件很有「修爲」的事。

　　我是心臟外科醫師，不是「老王賣瓜自賣自誇」，人體器官，當然是心臟最重要。不過心臟要強，腸胃一定也要好，才能好好進食，供應心臟或者其他器官足夠的養分。看完全書，胃腸有病的讀者就會知道用什麼方法才能遠離病痛；一般讀者也會知道用什麼方法讓自己變得更健康。

　　許主任這本《胃腸決定你的健康》稱得上是近年來我看過最完整、最專業、最有趣、最生動的保健書籍。所以會如此，我不得不提到參與全書的許慧雅與梁靜于。

　　許慧雅是我的同事，在高雄榮總擔任營養師十多年並兼任膳食供應組組長，專長在高齡醫學及慢性疾病營養，平日即參與許多社區民眾的營養教育推廣及飲食設計。吃的正確，比吃的飽、吃得美味更重要，書中許慧雅提供許多正確飲食的方法，很值得大家參考。

　　我在19年前從台北榮總南下高雄榮總服務時，即認識梁靜于，她是位敬業、和善、值得信賴的新聞記者，許多同事和我都有相同的看法。許主任

將她網羅成為作者之一，對全書一定有加分作用。

　　也許有人認為我稱讚《胃腸決定你的健康》是本值得一看的保健好書，有「內舉不避親」之虞；不過，我相信讀者看完全書之後，會和我有相同的評價。

高雄榮民總醫院院長

〔推薦序〕
就是要常保幸福、安康

　　許秉毅醫師終於要出書了！我和他是高雄榮民總醫院多年同事，他是位對待病人如親，醫術又高明的腸胃科醫師。我們經常有機會交換意見，他經常感嘆患者對醫療常識的匱乏，很多患者等到罹患重症，才知道該如何保健。這些「早知道」都只能空留遺憾。在門診看診，醫師不太有時間對病人從頭說起，很多事情短時間也講不清楚。我經常鼓勵許醫師把多年的看診經驗匯整成書，提供民眾、患者參考，以補這些不足。

　　許醫師平常很忙，我知道他是位有使命感的醫師，寫書的念頭一直在他腦際盤旋。沒想到在如此忙碌下，他真的抽出時間與另一位同事營養師許慧雅、過去長期跑我們高榮醫藥新聞的資深聯合報記者梁靜于，聯手完成《胃腸決定你的健康》這本書。

　　許醫師請我為書寫序，有幸先閱讀到書稿。全書圖文並茂，將腸胃、肝膽疾病解析的非常清楚，從我也是醫師的專業立場來看，足以做為其他醫師看診的參考；就實用性來說，是有這類疾病患者尋求醫療的指南，就一般民眾而言，是預防疾病、身體保健的重要參考書。

　　當醫師的都知道，疾病預防勝於治療。《胃腸決定你的健康》對疾病預防這一區塊著墨很多。現代人都很希望自己有健康的身體，從坊間有關保健的書多如牛毛，介紹的方法更是五花八門，就可見一般。我也曾翻閱部分書籍，總覺得內容有顧此失彼或是見樹不見林的問題。許醫師等人大作，則有較全面的關照。

　　書中第一部、第二部偏重疾病部分，就常見的腸胃、肝膽疾病解析成因，提醒讀者小毛病可能會變成大問題，如果出現症狀，何時應該就醫；許醫師是如何診斷，會使用何種療法；並且叮嚀患者飲食與生活細節應該注意。

　　第三部分「抗老養生、常保青春」則是指出一般正常人如何避免疾病，書中提出各種方法，只要從日常飲食等方面著手，養成良好的生活習慣，不僅會和疾病說「NO」，而且不需要整形、拉皮，看起來比實際年齡年輕很多。

　　現在生病的人越來越多、年紀越來越年輕，患者不只是個人痛苦，還是家人沉重負擔，社會也要付出很大成本。我相信《胃腸決定你的健康》好像暗夜中的明燈，指引了一條路，只要大家肯照著步驟往前走，有疾病的可以減輕病痛，沒有疾病的可以常保「幸福、安康」。我想這是三位作者著書的心願，也是大家的願景。

高雄榮民總醫院前副院長　李國淵

〔推薦序〕

營養、保養、修養的健康指南

許慧雅是我北醫的學生，在學生時代她就好學不倦，令我印象深刻。到高雄榮民總醫院擔任營養師十多年，擁有20年豐富實務經驗。她與許秉毅醫師、梁靜于記者合著的《胃腸決定你的健康》，在書中提出保健的觀念與作法，都是他們理論與實務的結晶，也與我倡導多年的健康長壽祕訣「三養」：營養、保養、修養是吻合的。

「三養」之首是「營養」，飲食生活與生命有密切的關係，有均衡的飲食才有健康的生命，我們絕對要重視飲食。重視的意義即表示要吃得對，要為健康而吃。我們身體不舒服的症狀，尤其是腸胃疾病泰半是飲食不均衡所引起的。為了避免飲食不均衡所引起的生化傷害及罹患各種疾病，我們必須每日不多吃、不貪吃、不少吃。

營養是為了延續生命現象的要件，但是只注意營養而忽略了「保養」，我們仍然無法獲得健康。以下是幾則「保養」方法，供大家參考：適度運動、天天排便、時時小便、保持適當體重。

人生難免起起伏伏，面對高高低低的境遇，我們需要達觀的「修養」。平常應該培養各種修身養性的嗜好和休閒活動，諸如：下棋、繪畫、聽音樂、打拳、坐禪等，讓自己隨時能處在一種平衡的狀態。人一旦處於平衡的狀態中，較容易以平常心看待一切事物，並適應境遇隨時的變化，不會太心隨境轉。

《胃腸決定你的健康》對「三養」祕訣解析更為詳細、有趣，並提出各項具體的作法。對一位有意追求健康的人，這是一本生活指南；對於有腸胃、肝膽問題的患者來說，這是一本擺脫疾病困擾的難得好書，本人鄭重且樂予推薦。

台北醫學大學前副校長　謝明哲

〔作者序〕

醬作，「胃」來幸福「腸」保安康

　　「不生病的人生」是許多人所引領企盼的，然而，想要「健康不病」是否真為難事呢？事實上，由世界衛生組織的研究報告顯示：在人類所生的眾多疾病中，單純因為先天「基因病變」所導致，命中注定要生病的，小於1%。這也就是說，99%以上的疾病，是需要有害因子的介入，才會發病。如果我們能夠全然避開各種傷害人體的因子，便能享受「健康無病」的人生。而想要建構良好的防禦工事，有效防堵各種健康殺手的入侵，就必須對其入侵途徑瞭如指掌才行。

　　在人類與疾病對抗的聖戰中，傷害人體的因子可能從「外界」經由表皮、消化道、呼吸道及泌尿生殖道侵入；但也可能禍起蕭牆，來自「體內」的老化現象、自主神經失調及免疫失衡。在我多年行醫的過程中，經常感到遺憾的是：「無知」是疾病發生的開始。

　　有太多人因為忽略了一些重要的生活小細節，讓各種健康殺手有了可趁之機，進而導致了終生的遺憾。例如，在台灣平均每天有30個人因為肝硬化或肝癌過世，而這些肝病的犧牲者有90%以上是因為慢性B型肝炎、C型肝炎或酗酒所引起的。過去，我曾遇到許多勞工朋友，因為不了解「保利達B」及「維士比」內，含有濃度高達10%的酒精，為了工作提神而每天飲用過量，導致肝硬化。也有好幾位婦女，是因為不了解穿耳洞及紋眉的可能危險，輕易至一些衛生環境不佳的商店穿耳洞或紋眉，而冤枉得到B型或C型肝炎。近來，我還碰到數位在大陸工作的台商，莫名其妙的得到了急性B型肝炎，返台求醫。細查之下，發現他們有一個共通的特點，就是在大陸的二奶都有慢性B型肝炎，他們因為不知道B型肝炎是可以經性行為傳染的，所以嘿咻時未「戴保險套」，同時事前也未「打B型肝炎疫苗及免疫球蛋白」，因而不幸中鏢。

在日常生活中，有許多有害人體的物質是來自於食品（如人工奶油及奶精中的反式脂肪酸、燒烤食物中的多環碳氫化合物及青菜上殘存的農藥）或一些食品中的添加物（如防腐劑、人工色素、填充劑、化學香料）。近年來，遇到一些崇尚自然的「生機飲食」者，他們喜好吃未經烹煮的食物，以獲取更多的營養素，但因為吃東西前少了滅菌的程序，所以吃下了活的寄生蟲卵，得到了「蛔蟲」、「廣東住血線蟲」或「肝吸蟲」的感染，導致了營養不良（蛔蟲）、腦膜炎（廣東住血線蟲）、膽管炎或膽管癌（肝吸蟲）。事實上，吃青菜時，如果能將青菜「汆燙30秒至1分鐘」，便能攝取到豐富的維生素和酵素，同時還能兼顧殺蟲滅菌。

另外，值得注意的是：「正確的洗手」是預防傳染性疾病的第一步。台灣有54%的人感染到了「幽門螺旋桿菌」，這隻惡名昭彰的細菌是引起許多人胃潰瘍、胃癌與十二指腸潰瘍的元兇，而這些為胃腸疾病所苦的可憐蟲往往是因為「不懂得如何洗手」而罹病。

在人體的「內在」傷害因子方面，「老化」、「自主神經失調」和「免疫失衡」是三大殺手。在我們年過35以後，「老化現象」會讓我們的代謝功能逐漸衰退。有些人對糖分的代謝先出問題，便產生糖尿病；而有些人對尿酸的代謝出問題，便產生痛風；此外，還有許多人對脂肪的代謝發生問題，便產生膽固醇過高、肥胖及脂肪肝的現象，甚至而後引發中風或心肌梗塞。老化現象雖然進展緩慢，無聲無息，但事實上卻無時無刻不在進行。

目前認為，對抗老化最有效的青春密碼就是「少油、多動、多蔬果」。西諺說：「每天一蘋果，醫師遠離你（An apple a day keeps doctor away）」，充分說明了蔬果對健康的重要。

「自主神經失調」與「免疫失衡」是比較容易被忽略的內在破壞因子，前者常引起腹脹、腹痛、便秘、腹瀉、頭痛、失眠、口乾、舌躁、心悸或頻尿的問題；而後者易導致鼻炎、氣喘、濕疹及食物或藥物過敏。「自主神經失調」與「免疫失衡」的產生常與生活壓力大、作息不正常及接觸過敏原有關。想要改善，一定要注意「定時、定量、好心情」。也就是說，飲食和睡

眠要定時定量，生活中要隨時保持好心情。

　　身為一位胃腸肝膽科的醫師，在平日看診時，我除了開藥之外，還常希望能告訴患者，他們發病的原因與經過。因為，唯有如此，他們的病才不會再作怪。同時，在養成健康習慣之後，患者們不但能預防消化道疾病，還能遠離身體其他各個系統的毛病，因為傷害消化道的「外在」及「內生」因子也經常會破壞人體的其他器官。

　　不過，看診時，我經常受限於時間因素，力不從心，無法向患者朋友充分說明其疾病的防治之道。雖然，目前市面上充斥著各式各樣的健康資訊和琳瑯滿目的營養食品，乍看之下，似乎單靠一些生機飲食、排毒蔬果、抗老聖品、大腸水療、咖啡灌腸、有氧運動或瑜珈就可以遠離疾病，常保健康，但事實上，如果想要健康快樂「呷佰貳」，必須「全面」避免各種破壞因素的侵擾，作整體飲食生活習慣的改變。光是靠吃生機飲食或排毒大餐來養生，往往只「見樹不見林」，把自己搞成一個苦哈哈的「苦行僧」，仍然會得不到健康之神的眷顧。

　　我在高雄榮民總醫院的同事許慧雅，擔任營養師工作20年，並兼任營養室組長；前聯合報資深醫藥衛生記者梁靜于過去常到本院採訪新聞，我們經常交換意見，大家都有共同感觸，於是共同合作，完成本書，希望能提供讀者正確、實用、全面性的健康資訊，讓讀者們了解如何經由注意生活小細節，來遠離毒素侵害，並藉健康的飲食、適度的運動以及攝取青春元素來預防疾病，讓自己活出璀璨的人生。

　　我們願將此書獻給所有：
1. 常有口臭、腹脹、腹痛、便祕、腹瀉等胃腸道毛病的破病族
2. 自己或家人有肝病的黑白族
3. 希望健康不病的理想族
4. 期盼青春永駐的銀髮族
5. 經常感到憂鬱、焦慮或不安的可憐族

6. 我們的病患

7. 我們的家人和朋友

8. 所有愛護我們的人及我們所愛的人

Part I

小毛病，大祕密

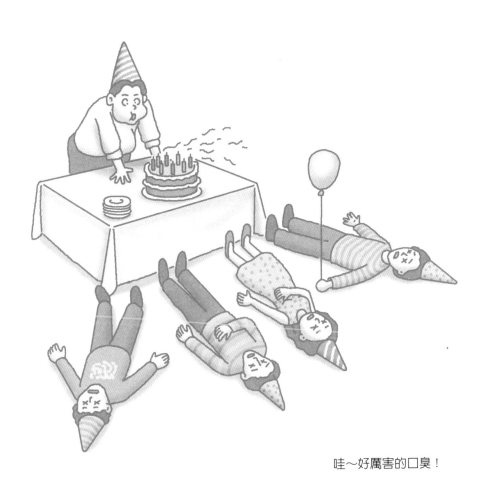

哇～好厲害的口臭！

關鍵解析 *1* 一個你很清楚、別人可能不知道的祕密

放屁

小毛病大問題

在日常生活中，我們總愛以一句「關妳屁事」來回敬那些好管閒事的討厭鬼，但是許多人可能不知道，「放屁」這檔事，實乃上帝的重要傑作。每天每個人都會經由口腔吞入約 500～1000cc 的氣，再加上人體腸道內的細菌分解食物殘渣所產生的氣，如果沒有適當的機制加以宣泄，不消三天必定「大腹便便」，痛苦難當，因此放屁這件事對每個人而言，都是「非常重要的事」。而尤其對那些剛動完腹部手術的人而言，放屁更是極其重要的進食標準，因為一定要先放幾個響屁，讓醫生知道胃腸排氣功能恢復之後，病人才能進食。

不過，雖然說「有屁就放，渾身舒暢；有屁不放，憋壞五臟」，但是一個人如果不能夠因時因地制宜，胡亂放屁，他人不知便罷，一但被「抓包」，勢必會引起群情激憤，慘遭撻伐。世界高爾夫球名將湯姆‧博爾特甚至有一次，還因為不能「忍一時之氣」，而遭到罰款。據說，他在 1959 年孟菲斯公開邀請賽上，當參賽的對手正在專心推桿的時候，不小心放了一個超大號的響屁，使周遭的圍觀群眾不禁哄然大笑，因而影響了整個比賽的進行，結果被裁判判定需罰款 250 美元。不過，博爾特的遭遇實在是值得我們同情，因為人類對放屁這種生理反應是沒有絕對控制能力的，有時如排山倒海而來的「屁勢」，是無法全然用我們的肛門括約肌來管制的。

放屁的原因

在成人的消化道裡隨時存有大約200cc的氣體，這些氣體的來源有二：其中一部分是由口腔吞入的；另一部分的氣體則是由食物殘渣被腸道細菌分解發酵所產生。而我們每天從肛門排出的氣也大約有500～1500cc。這其中，大部分是無臭無味的氣體，如氮、氧、氫、二氧化碳及甲烷等；少部分是帶有臭味的氣體，如二甲基雙硫化物（dimethyl disulfide）、硫化氫（hydrogen sulfide）、甲硫醇（methanethiol）等含硫化物。腸道中的氮氣和氧氣主要是源自於吞下的空氣；而氫氣、二氧化碳、甲烷、硫化氫等主要是由大腸的細菌分解食物殘渣所產生的。一般人每天都會放一些屁，平均次數約10次。在醫學上，只要一天放屁次數在20次以下，都算正常。

成人屁的成分和來源

無味道的氣體

成分	佔有比例	氣體的主要來源
氮	11%～92%	吞下的空氣
氧	0%～11%	吞下的空氣
氫	0%～86%	細菌分解食物殘渣
二氧化碳	3%～54%	細菌分解食物殘渣
甲烷	0%～56%	細菌分解食物殘渣

具臭味的氣體

成分	佔有比例	氣體的主要來源
硫化氫	< 1%	細菌分解食物殘渣
甲硫醇	< 1%	細菌分解食物殘渣
二甲基雙硫化物	< 1%	細菌分解食物殘渣

響屁和臭屁的成因

在臨床上，為屁事困擾的病人還真不少！我常遇到一些可憐的「鞭炮族」抱怨說：「我到底是吃了什麼東西？怎麼一天到晚都在放屁呀？」有的會提到：「在電梯裡，明明強忍著，但是屁仍然奪門而出，還發出巨響，真是超尷尬的！」過去我也曾遇到一位國中生，被家長帶來看病，因為他經常放響

屁，被同學冷嘲熱諷到不願意去上學。而另一類爲屁所苦的，是所謂「臭鼬族」，他們常因放臭屁而不敢參加社交活動，深怕萬一一不小心瓦斯外洩，讓自己羞到無地自容。

雖然「響屁」和「臭屁」都很惹人厭，不過產生的原理不同，因此「鞭炮族」和「臭鼬族」在生活中的注意事項也有所差別。響屁的主要成分是氫氣、二氧化碳及甲烷，大都是因爲病人對某些碳水化合物的消化不良所導致的，這些未被人體消化的碳水化合物會被腸道細菌分解，產生大量的氫氣、二氧化碳及甲烷。臭屁的主要成分是硫化氫、甲硫醇、二甲基雙硫化物等含硫化物，主要是因病人攝取過多含硫食物或對含硫性食物的消化吸收不良所導致的。所以，臭屁主要是以「臭」取勝，含硫氣體產量雖不多，但卻足以驚天動地。這就是爲什麼有人說「會叫的狗不咬人，無聲之屁燻死人」的道理。

「可能在小腸消化吸收不良，
而後成為大腸中產氣細菌之食物」的碳水化合物

易引起吸收不良的碳水化合物	食物
乳糖	乳製品（牛奶、起司、冰淇淋）
果糖	飲料、蜂蜜
寡糖（水蘇糖、棉籽糖）	豆類、花生
澱粉	玉米、馬鈴薯、地瓜
膳食纖維（果膠、樹膠、黏液、半纖維素）	穀類、高麗菜、花椰菜
代糖（木糖醇、甘露醇、山梨醇）	口香糖、甜點

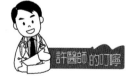

許醫師的叮嚀

如果你是一天到晚放屁不停的「鞭炮族」，應該注意以下事項：

1. 少吃「生氣性食物」：

　　每個人對各種碳水化合物的代謝能力不同，屁多的人常是因攝取過多自己難以消化的碳水化合物，常見的難消化之碳水化合物包括：乳糖、果糖、寡糖（如水蘇糖〔stachylose〕、棉籽糖〔raffinose〕）、膳食纖維（如果膠〔pectin〕、樹膠〔gums〕、半纖維素〔hemicellulose〕、黏液〔mucilages〕）及代糖（木糖醇〔xylitol〕、甘露醇〔mannitol〕、山梨醇〔sorbitol〕）。

　　在日常生活中，乳類製品、豆類、地瓜、玉米、馬鈴薯、小麥、燕麥、高麗菜、蘿蔔、花椰菜、胡瓜、洋蔥、香蕉、口香糖等，都是富含這些碳水化合物的食品，經常放響屁的人應減少這類「生氣性食物」的攝取。同時，最好能作一週或一個月的「攝食種類」與「放屁量」之記錄，加以分析，以了解自己消化食物的弱點為何，作為自己日後飲食上的參考依據。

2. 少喝牛奶：

　　國人中有不少人患有「乳糖不耐症」，在喝牛奶或吃乳製品之後，肚子發脹，放屁連連，這主要是因為他們的體內缺乏乳糖酶，沒辦法將牛奶中的乳糖消化吸收，導致乳糖在大腸中被細菌分解，產生大量氣體，才引起放屁。所以，這類患者務必少喝牛奶及吃乳類製品。

3. 少「吞吃氣體」：

　　喜歡狼吞虎嚥或愛嚼口香糖，愛喝汽水、啤酒等含碳酸飲料的人，無形中常會攝入大量氣體。而容易焦慮、憂鬱或煩惱的人，也常不知不覺地嚥下大量的口水和空氣。因此，作良好的情緒管理，隨時保持輕鬆愉快的心情，吃飯細嚼慢嚥，少吃口香糖、少喝碳酸飲料，是減少吞吃氣體的不二法門。

4. 多喝優酪乳：

　　每天喝杯優酪乳、吃點「表飛鳴」或「若元錠」，有助於增加腸道內益菌，並減少產氣菌的生長，對不少常放屁的人會有所助益。

5. 建立放屁的「生理時鐘」：

　　常放屁的人應在每天早上出門前及中午午休時，固定去蹲廁所，訓練自己的腸道及肛門擴約肌建立放屁的生理時鐘，而能適時地「一股作氣」，將屁一舉噴出。如此才不會在辦公室裡因屁陣連連而慘遭撻伐！

如果你是飽受臭屁所苦的「臭鼬族」，則應該注意以下事項：

1. 少吃含「硫化物」的食品：

常放臭屁的人應少吃蛋、肉類、起司、花椰菜、甘藍菜、啤酒等含有「硫化物」較多的食品。

2. 少吃味道較重的食品：

應少吃大蒜、洋蔥、韭菜、柚子、榴槤等味道較重的食物，因為這些食物在經腸胃道消化代謝後，所產生的食物殘渣具有難聞的臭味。

總而言之，「放屁」是正常的生理行為，但是放屁應該適時適所，才不致遭到抗議。而俗話說：「響屁不臭、臭屁不響」，常放屁的人應針對自己屁的「質」與「量」作適當的飲食控制。此外應保持輕鬆愉快的心情，少喝含有碳酸的飲料，以免吃入太多的氣體。如此一來，就不必煩惱，在公共場合一個不小心，鼓動風潮，引發眾怒了！

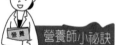

營養師小祕訣

如何減屁

1. 吃東西時，細嚼慢嚥，而且不要一次吃得太多。

2. 平時避免喝碳酸飲料、口香糖，並且最好不要用吸管喝飲料，因為這些都會無形中增加氣體的攝入。

3. 少吃含有乳糖、麥芽糖、果糖或是山梨糖醇的食物或甜點，因為這些食物都是產氣的元凶。

4. 豆類食品一定要煮到熟爛了再吃，因為太硬的豆子，不但不好消化，還容易造成脹氣。

5. 有些人對某種食物特別容易產氣或是脹氣，就必須根據以往的經驗避開某些特定的食物。

就醫時機

■ 經常因無預警放屁而遭親友撻伐。

■ 因經常放屁而不敢隨意參加社交活動。

■ 除經常放屁之外，還常有腹脹、腹瀉或體重減輕的情形。

飲食停看聽

食物種類	可食	忌食
五穀根莖類	米飯、麵	馬鈴薯、地瓜、芋頭、玉米、穀類（小麥、燕麥）。
肉魚豆蛋類	除豆類外	豆類及其他豆製品。
奶類	優酪乳、優格	牛奶及除優酪乳外的奶製品。
蔬菜類	除忌食蔬菜外	高麗菜、洋蔥、綠花椰菜、甘藍菜、青椒、茄子、大蒜、韭菜。
水果類	除忌食水果外	香蕉、柑橘類水果、柚子、蘋果、桃子。
其他		• 添加山梨糖醇（Sorbitol，一種甜味劑）的飲料和甜點。 • 麥麩。 • 有氣飲料如碳酸汽水、可樂、啤酒等。 • 含乳糖、麥芽糖、果糖的點心。

健康上菜

早餐	三明治	1個
	優酪乳	1瓶

午餐	羊肉燴飯	1盤
	餛飩湯	1碗
	西瓜	1片

晚餐	白飯	1碗
	紅燒魚	半條
	滷香菇麵腸	1碟
	燙青江菜	1碟
	冬菇雞湯	1碗
	葡萄	10粒

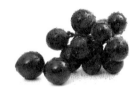

關鍵解析② 一個別人清楚、你可能不知道的祕密

口臭

小毛病大問題

「口臭」是一個相當常見而不容忽視的健康與社交問題，不但影響一個人的自尊心與自信心，更往往危及一個人的生活、工作與婚姻。在社交場合中，「口氣不好」常讓自己和周遭的人都成為受害者。即便是面貌姣好、身材誘人的漂亮寶貝，如果有口臭的問題，也往往會令人「聞」之生畏，退避三舍。在門診中，我常會遇到一些精明能幹的上班族因為口臭問題，而自信心盡失，變得「有口難言」，喪失了許多商機與競爭力。而尤其令我印象深刻的是有位總經理夫人，長袖善舞，原本是先生事業上的好幫手；但後來有幾次被好友提醒有口臭的問題，竟使她深感顏面無光，羞於與人交談，從此遠離各種社交活動。還有位女病人竟因為深信自己有嚴重的口臭，而不敢與男生約會，耽誤了美好的青春。

尤其令人值得注意的是：口臭有時是身體某些重要器官出問題時所發出的警訊！例如嚴重的腎衰竭、肝硬化、糖尿病、癌症、慢性支氣管炎、慢性鼻竇炎、逆流性食道癌的病患，常會出現口臭的問題。如果你（妳）是一位相當注意口腔衛生，過去沒有口臭，近來才出現口氣不佳問題的人，應該找醫生檢查一下是否有某些器官出了狀況。

根據統計，全美有65％的人有過口臭的經驗，而每年花在治療口臭的費用，也要超過10億美元。在某個時間點的口臭盛行率，各國的報告不同。在瑞典，盛行率只有2％；在日本，盛行率高達20％；在中國大陸，一項研究

引起口臭的原因

口內因素	口腔內壞菌增生、殘留食物過多、牙周病、牙齦發炎、牙齦出血、齲齒
鼻病因素	鼻竇炎、鼻咽癌
消化道因素	胃食道逆流性疾病
食物因素	食用大蒜、洋蔥、韭菜、榴槤

顯示：口臭的盛行率達到28％；在台灣，目前沒有口臭盛行率的正式報告，不過我相信盛行率應在10％以上。

口臭的原因

所謂「知己知彼，百戰百勝」，要消滅口臭，重拾清新，首先必須了解引起自己口臭的原因。事實上，造成口臭的原因很多，不過基本上可以歸納如下：

一、口內因素：

約有九成的口臭是由於口腔內的細菌搞怪，口腔（特別是舌後根）是人體的微生物叢林。研究顯示：每個人的口腔中，大約有75～100種不同的細菌生長於其內。其中的一些壞菌（如牙齦卟啉菌〔Porphyromonas gingivalis〕、齒密螺旋體〔Treponema denticola〕、連翹厭氧菌〔Bacteroides forsythus〕）可以利用食物殘渣、牙垢、血或口腔內脫落的上皮，製造出硫化氫（具臭雞蛋味）、甲基硫醇（具糞臭味）與屍胺（具腐屍味）等揮發性有機氣體，散發出令人難以忍受之臭味。所以當口腔內殘留食物、齲齒、牙齦發炎、牙齦出血、牙周病的人容易有口臭的發生。此外，特別值得注意的是，唾液含有抗菌物質，同時具有沖洗作用，有助於清除食物殘渣及口腔內的壞死細胞。許多人清早起床有些口臭，原因是：睡眠時唾液分泌較少，口

腔內脫落的上皮及殘存的食物顆粒在經細菌分解後，產生不好的味道。這種味道一般在刷過牙或吃過早餐後會獲得改善，不過若晚上張口呼吸，則症狀會加劇。此外抽煙、緊張、生活不規律、飲用酒精或咖啡，使用抗組織胺、安眠藥、抗乙醯膽鹼製劑（一種治胃痛及腹瀉的藥物）或某些精神科藥物的人，容易引起唾液分泌減少而成為「口臭一族」。

二、鼻病因素：

鼻竇炎或鼻咽癌病患常有鼻涕倒流的情形，倒流的鼻涕常留在鼻咽或舌後根，對存在口腔內的細菌而言，可是營養豐富的大餐，而在它們享受大餐的同時，也會製造出令人作嘔的氣味。

三、消化道因素：

具有胃食道逆流性疾病的患者，常有胃酸從胃逆流回食道的情形，在此同時，胃內未完全消化的食物氣味，也可能逆流至口腔而產生口臭。這種口臭常會有「發酸之牛奶或食物」的味道。

四、全身性疾病因素：

某些具有嚴重全身性疾病的人，身上或吐出的氣體會散發異味，如糖尿病酮酸中毒的患者呼出來的氣會有「腐敗水果」的味道；肝衰竭的患者身上及肺部呼出的氣體會散發出「阿摩尼亞」的味道；而尿毒症患者呼出來的氣則可能有「尿騷味」。此外，癌症病患常因焦慮、自主神經失調、藥物副作

引起口臭的氣體	
揮發性硫化物（VSC）	硫化氫（hydrogen sulphide）、甲基硫醇（methyl mercaptan）
二胺（Diamine）	屍胺（cadaverine）、腐胺（putrescine）
苯基化物（Phenyl compound）	引朵（indole）、口朵（skadole）

用及飲水不足，導致唾液分泌過少，引起口臭。

五、食物因素：

　　在食用大蒜、洋蔥、韭菜，榴槤等味道較濃的食物之後，留在口腔內的殘渣容易散發出異味。另外，這些食物在經消化道吸收後，代謝所產生的氣味再經肺部排出，也會讓人好幾個小時「口氣不佳」。

口臭的診斷

　　雖然牙痛與口臭都是口腔裡常見的問題，兩者截然不同的是：牙痛，只有牙痛的人自己才知道痛的滋味，是「如人飲水，冷暖自知」；而口臭的人往往不知道自己有口臭，因為「入鮑魚之室，久而不聞其臭」，口臭的人常要到和別人講話時，發覺人們總是馬上以手掩鼻，或避開面對自己時，才恍然大悟，不敢再開尊口。所以說這是一個別人清楚、而自己可能不知道的毛病。對有口臭問題的人而言，如何在跟人講話前，先自我診斷是否有口臭，是個十分重要的問題。

　　在醫學上診斷口臭主要有三種方法：
1. **品味法**：請受檢者講話（如從1唸到20），並由受過訓練的品味師或醫師，聞聞病人的口氣以作評估。這是臨床上最常用的診斷方法。
2. **揮發性硫化物測定法**：以「揮發性硫化物測定儀」測定患者吐出之氣體是不是含有硫化物。
3. **氣體色層分析**：以「氣體色層分析儀」檢測患者吐出之氣體，看看是不是含有各種發臭的氣體。

　　有口臭問題的人可以用以下的方法，作自我檢測：
1. **牙線法**：先用牙線剔牙，而後再聞聞牙線上是否有特殊臭味。

2. **壓舌板法**：以壓舌板或牙刷輕刮舌後根的舌垢，再聞聞是否有特殊臭味。

3. **手掌集氣法**：把左右兩手的手掌靠攏，將手掌略為彎曲，使成碗狀，而後包住嘴巴及鼻子，並自嘴深吐一口氣入掌心，然後用鼻子聞聞是否有臭味。

此外，有口臭的人不妨找一位說話不會讓你覺得困窘的親人或朋友，作「報馬仔」，在你有明顯口臭時，適時提醒。選報馬仔的要領在：最好是找從小跟你生活在一起的親人（如父母、兄弟姊妹）或朋友，因為他們的提醒一般較客觀且客氣，也比較不會讓你覺得不自在。男女朋友、枕邊人或小孩較不適合當「報馬仔」，因為他們有時會加入一些情緒性的評斷或不客氣的言詞，容易造成自己的自尊心受損。

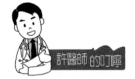

如果你是一隻自尊心受傷的「噴火龍」，請試試以下的一些小妙方吧！相信它們會讓您打敗口臭，重拾清新：

1. 飯後立即刷牙，並用牙刷輕輕刷掉舌後根的黏液，同時用牙線去除齒縫間的食物殘渣，使口中的細菌「巧婦難為無米之炊」。

2. 早上起床後，清一下喉嚨，特別注意要把前一晚從鼻子流到鼻咽及喉咽部的分泌物咳出，因為它們可能成為口中壞菌的大餐。

3. 用開水、綠茶或紅茶，取代咖啡、酒精或含糖飲料。許多研究顯示，茶葉中的「多酚類」物質可以抑制細菌生長，並減少口臭。

4. 使用含抑菌作用之漱口水漱口：許多漱口水含有抑菌物質，如克羅赫絲定（chlorhexidine，寶馬生漱口水）及氟化鈉（sodium fluoride，歐樂B漱口水），可抑制細菌生長。有口臭的人，可於早起時及三餐飯後使用漱口藥水漱口，以防止飯後及夜間口腔微生物滋生及氣味的堆積。須注意的是：以漱口水漱口時，頭要仰起，讓漱口水至少停留在舌後根及咽喉30秒以上，以增強其抑菌效果。在吐掉漱口水後，不要再用清水漱口；同時30分鐘內，請勿飲食。使用漱口水時，須注意其抑菌成分，含有酒精（alcohol）或三氯

生（triclosan）的漱口水，具有致癌疑慮，可能較不適合長期使用。而含有克羅赫絲定的漱口水，抑菌效果雖然很強，但用久了，可能在舌頭上產生暫時性的色素沉著，所以不妨在使用一週後，停用三週，而後再視口臭情形使用（停用期間，可採用含氟化鈉的漱口水）。

5. 使用「潔口片」：市售之潔口片含有尤佳利及薄荷腦等物質，可抑制口腔細菌的生長，增加口齒清香，減少口臭。

6. 常嚼口香糖：口香糖可促進唾液分泌，沖刷細菌，降低口臭。

7. 多喝開水：特別是在睡前及起床後喝一杯開水，可以保持睡覺前後口腔濕潤度，並達到沖洗食物殘渣及細菌的效果。

8. 避免食用大蒜、洋蔥、韭菜等味道較重的食物。

9. 避免使用抗組織胺、安眠藥、抗乙醯膽鹼製劑等會抑制唾液分泌的藥品。

10. 生活規律，不要熬夜，有適當運動，以避免自主神經失調。

11. 定期找牙醫師，幫你徹底清潔口腔及舌面，並治療牙周病、齲齒，以減少食物殘渣堆積。

12. 當使用上述方法都無法改善口臭的人，應該找醫師檢查是否有鼻竇炎、食道逆流疾病、肝病、腎衰竭、糖尿病或癌症。

造成口臭的原因五花八門，但是主要還是口腔中細菌作怪的結果。事實上，口臭不是只有一種氣體的味道，它往往是多種氣味的混合，氣味如何，主要取決於患者口腔內的細菌種類與分解的食物為何。有口臭的人請千萬不要懷憂喪志，害怕與人群接觸。只要你能勇於面對問題，冷靜的抽絲剝繭，找出病因，並且生活規律、注重口腔衛生、減少口中的食物殘渣、刷掉舌後根的黏液、善用漱口水，相信一定能夠很快的口齒留香，不再是一隻「噴火龍」！

就醫時機

■ 因口臭而影響社交生活時。

■ 因口臭而常遭親友抱怨時。

■ 除口臭之外，還同時還出現鼻涕倒流或溢酸水的情形時。

■ 除口臭之外，還同時有容易疲勞、失眠或體重減輕的現象時。

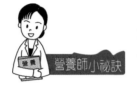

如何防口臭？

1. 用正確的刷牙方法，徹底清潔每一顆牙齒，避免細菌沈積，產生難聞的氣味。刷牙別忘了刷舌頭，以免殘留細菌在口中作怪。

2. 用餐時避免蒜、韭菜、過多的蔥及洋蔥、臭豆腐、榴槤，這些都會讓人放出口臭。

3. 用開水、綠茶或紅茶，取代咖啡、酒精或含糖飲料。

4. 用薄荷口味的口香糖、喉糖或以茶葉漱口，可消除口臭。

5. 於飯後及睡前可使用漱口藥水漱口，以防口腔微生物滋生及氣味的堆積。

6. 如果無法確定是全身性問題或口腔疾病所產生的口臭，建議尋求醫生的治療。

健康上菜

早餐		
低脂奶	1杯	
肉鬆三明治	1個	

午餐		
餛飩湯麵	1碗	
炒菠菜	1碟	
柳丁	1個	

晚餐		
飯	1碗	
烤雞腿	1隻	
紅燒豆腐	1小碟	
炒高麗菜	1碟	
冬瓜湯		
蘋果	1個	

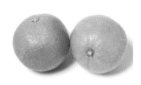

飲食停看聽

食物種類	可食	忌食
五穀根莖類	皆可	無
肉魚豆蛋類	• 新鮮的瘦肉，如：雞、鴨、魚、豬、牛等。 • 蛋。 • 豆製品，如：豆漿、豆腐、豆乾、豆花等。	• 避免某些魚類，例如三明治裡的鮪魚。 • 皮蛋。 • 臭豆腐。
奶類	皆可	無
蔬菜類	一般蔬菜及瓜果類	蒜、韭菜、蔥、洋蔥、青椒
水果類	新鮮水果	榴槤
其他	無糖口香糖、茶	• 抽煙 • 喝酒 • 咖啡 • 油炸食物 • 醃漬食物

關鍵解析 3 口腔沙漠化

口乾

小毛病大問題

我們的口腔就像是一片「綠洲」，因為受到三對唾液腺的唾液灌溉，得以終年保持濕潤。「唾液」不只含有水分，裡面還包含了許多重要的酵素、免疫球蛋白、微小的有機分子和電解質，藉著這些物質的存在及彼此之間的交互作用，可以抑制口腔內細菌、黴菌及病毒的生長，使牙齒及牙床獲得良好的保護。此外，因為口腔中有口水的濕潤，我們才能輕鬆的吞嚥和說話；而口水裡含有的「澱粉酶」，更是我們體內消化醣類食物的一大功臣。事實上，早在我們咬下第一口食物之前，我們的消化作用就已經開始了，因為食物所散發出的氣味，甚至一個吃的念頭，都會讓唾液充滿我們的口中，這也正是「望梅止渴」的道理。

如果有一天，一個人唾液腺發生病變，沒有辦法產生唾液，使口腔逐漸變成一塊光禿禿的「沙漠」，問題將會有多嚴重呢？首先，口腔內會成為病菌滋生的溫床，容易產生蛀牙、牙菌斑及牙周病；而且在這個口乾舌燥的世界裡，吞嚥和講話都會變得十分困難，甚至連吃一塊麵包，都可能因為容易嗆到而成為一次可怕的冒險。除此之外，口乾還會衍生口臭、舌頭乾裂、消化不良等一籮筐的問題。

值得注意的是：口乾有可能是身體其他重要器官出現問題所表現出的一種症狀，因此絕不能把注意焦點只放在口乾症狀的改善，而需找出背後可能潛藏的致病因素，對症下藥。

唾液減少可能引起的問題

- 口乾
- 唇裂
- 口腔黏膜發炎
- 睡眠障礙
- 口臭
- 蛀牙
- 吞嚥困難
- 口腔黴菌感染
- 舌裂
- 牙周病
- 講話困難
- 消化不良

口乾的原因

口乾發生的原因很多，年紀大、發生老化是重要的原因之一。約有三成的老年人患有程度不一的口乾症，這是由於老年人的唾液腺萎縮，口水分泌減少所致。有一些口腔疾病也會影響口水的分泌，如唾液腺可能因結石、腫瘤或外傷而引起輸送管被阻斷，造成口水分泌不出來。此外，許多治療慢性病的藥物都具有口乾的副作用，如副交感神經拮抗劑（常用來治療腹痛）、抗組織胺（常用來治療流鼻水）、諾美婷（一種減肥藥）、利尿劑（常用來治療水腫）、支氣管擴張劑（常用來治療氣喘）、抗憂鬱劑、抗高血壓藥等，都可能使口水的分泌量減少。另外，唾液腺也可能因自體免疫性疾病（如乾燥症，也稱為修葛蘭氏症候群）、放射線治療、外傷或病毒性感染而被破壞；同時，糖尿病或尿崩症的患者，常因排尿過多，使體內水分喪失過多，引起口乾舌燥。此外飲水過少、出汗過多、張口呼吸、緊張焦躁引起自主神經失調，也都會導致「生理性」的口乾。

您是否常常覺得口乾舌燥，同時經常覺得眼睛乾澀呢？要注意如果同時出現「口乾」及「眼乾」的問題，有可能是「乾燥症」上身囉！所謂「乾燥症」或「修葛蘭氏症候群」，是一種免疫細胞攻擊自己的淚腺或唾液腺的自

引起口乾的原因

老化	唾液腺萎縮。
唾液腺受傷	因放射線治療、自體免疫性疾病（乾燥症）或病毒感染使唾液腺被破壞。
唾液腺阻塞	唾液管因結石、腫瘤壓迫或外傷引起阻塞。
藥物副作用	副交感神經拮抗劑、抗組織胺、減肥藥、利尿劑、支氣管擴張劑、抗憂鬱劑、抗高血壓藥的副作用。
引起脫水之疾病	糖尿病、尿崩症。
生理性口乾	飲水過少、出汗過多、張口呼吸、緊張。

體免疫性疾病，會使得淚腺或唾液腺分泌不足，造成眼睛與嘴巴出現嚴重的乾澀現象。患者常覺得眼睛乾澀、紅癢、有灼熱感與異物感，同時口腔黏膜乾裂，有疼痛及灼熱感。如果不盡早發現治療，這個毛病還可能侵犯身體其他需要潮濕的器官，例如：鼻腔、喉嚨、呼吸道、皮膚，甚至陰道與關節，造成嚴重的後果。

以下介紹一些實用的方法，可以讓您遠離口乾舌燥的困擾：

1. 請醫師檢查自己近來經常服用的藥物，看看是不是有一些會引起口乾副作用的藥品；如果有的話，請醫師研究一下，是不是可以用其他藥品取而代之。

2. 如果伴隨有眼睛乾澀、灼熱感或異物感，或是皮膚疹、陰道疼痛或關節炎，一定要盡早看醫生，因為妳可能得了「乾燥症」，如果不及早醫治，這個疾病還可能侵犯身體其他重要器官。

3. 平日多喝開水，或常用清水漱口，以滋潤口腔黏膜。

4. 吃東西時，應嚼慢嚥或將食物切碎再吃，以避免被食物噎到。

5. 日常飲食可以多吃些牛奶、豆漿、米漿、稀飯、果凍、布丁等流質或半流質的食物。

6. 減少甜食的攝取，以防止蛀牙。

7. 經常咀嚼無糖口香糖、含人蔘片、喝些酸的飲料（如檸檬汁），以刺激口水分泌。

8. 使用刺激唾液分泌的藥品，如毛果芸香鹼（Pilocarpine）。這是一種副交感神經促進劑，可以有效地刺激唾液腺分泌，大幅增加口水量，以減緩口乾的症狀。一般每次服藥後，效果可持續3～5小時。

9. 可以使用「人工唾液」，使口腔內部產生黏滑層，以達到較長時間的滋潤作用。

10. 口乾的人需要特別注意口腔衛生，應使用含氟牙膏，並用正確的方式刷牙，於飯後

就醫時機

- 因口乾感到生活品質不佳時。
- 因口乾導致吞嚥或說話困難時。
- 因口乾導致舌裂或唇裂時。
- 因口乾導致失眠時。
- 除口乾外，還有眼乾、關節疼痛、皮膚疹或陰道疼痛時。

用牙線剔除齒縫間的殘渣。對於因頭頸部放射線治療引起口乾的患者而言，光靠含氟牙膏是不夠的，還需要作口腔的塗氟治療，來預防蛀牙。

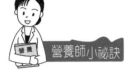

預防口乾

1. 平日多喝開水，或常用清水漱口，以滋潤口腔黏膜。
2. 日常飲食可以多吃些流質或半流質的食物。
3. 可以經常咀嚼無糖口香糖或吃些酸的飲料（如檸檬汁）或食物，以刺激口水分泌。
4. 吃東西時，應細嚼慢嚥，以避免被食物噎到。
5. 減少甜食的攝取，以防止蛀牙。
6. 避免易上火的食物，如羊肉、鱔魚、龍眼、荔枝等。

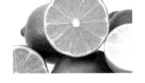

健康上菜

早餐	魚片粥（鯛魚肉片、芹菜末）	1碗

午餐	什錦湯麵	1碗
	炒菠菜	1碟
	柳丁	1個

晚餐	豬肉燴飯	1盤
	炒高麗菜	1碟
	冬瓜排骨湯	1碗
	蘋果汁	1杯

飲食停看聽

食物種類	可食	忌食
五穀根莖類	皆可	無
肉魚豆蛋類	• 新鮮的瘦肉，如：雞、鴨、魚、豬、牛等。 • 蛋。 • 豆製品，如：豆漿、豆腐、豆乾、豆花等。	• 羊肉、鱔魚等。
奶類	皆可	無
蔬菜類	一般蔬菜及瓜果類	蔥、薑、蒜
水果類	新鮮水果	龍眼、荔枝、榴槤
其他		• 麻辣鍋 • 辛辣刺激食物 • 冰品 • 花生等堅果 • 油炸類 • 含酒精、咖啡因成分的飲品

關鍵解析 4 食路不通
吞嚥困難

小毛病大問題

「享受美食」是人生的一大樂事，如果因為「吞不下去」，導致美食當前也無法大快朵頤一番，實在是人生的一大憾事！在臨床上，「吞嚥困難」可是身體所發出的一個大警訊喔！表示管理吞嚥的神經或肌肉出現嚴重的病變，或是食道有了癌症，或蠕動功能障礙等要命的大問題。有吞嚥困難的人常常會因無法攝食而引起營養不良、體重減輕；病情嚴重的人，可能因為無法吞嚥口水，而一天到晚，口水在嘴角滴個不停；尤其可怕的是，有時還可能因為食物誤入氣管，引起咳嗽，甚至造成窒息或肺炎而死亡。所以，「吞嚥困難」不論輕重，都是個大問題，千萬千萬不可等閒視之，一定要盡快去看醫生，以查明究理。

知難行易的吞嚥動作

雖然大多數的人每天都要做無以數計的吞嚥動作，但所謂「知難行易」，很多人可能不知道「吞嚥」實際上是一個十分複雜的動作。這個動作分為三個步驟，在第一個步驟中，舌頭將食

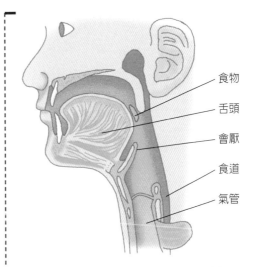

食物
舌頭
會厭
食道
氣管

舌頭先將食物向後推至咽喉處，而後「會厭」軟骨會向下擺動，將氣管入口蓋住，使食物順利進入食道，不致誤入氣管之中。

物向後推動，送到咽喉處（口腔期）；而後，人體經由自然反射，以「會厭」（一塊在氣管入口處的軟骨）將氣管入口關閉，並且讓上食道擴約肌放鬆，使食物能順利進入食道之中（吞嚥期）；最後，食物再經由食道的蠕動，被運送到胃中（食道期）。上述三個步驟，只要任何一個出了問題，都會導致吞嚥困難的產生。

吞嚥困難的成因

在臨床上，吞嚥困難的原因可以分為「口咽性問題」和「食道性問題」兩種。「口咽性問題」是指吞嚥的神經或肌肉發生病變，導致口咽無法吞吃東西，病人常會覺得吞不下去，容易嗆到，有嘴角流口水的情形；例如「腦中風」及「巴金氏症」引起的吞嚥困難；而「食道性問題」引起的吞嚥困難是指，因食道狹窄或食道蠕動不好而導致食物卡在食道，無法進入胃中，病人常會覺得食物已經吞下去了，但是卻哽在胸口後面；例如食道癌及食道潰瘍後，因結疤引起食道狹窄所導致的吞嚥困難。

一般而言，如果是腦中風所引起的吞嚥困難，來得較急，病人常常前一天還吃得好好的，第二天就突然出現食物吞不下去的情形；如果是食道癌所引起的吞嚥困難則具有「漸進性」，也就是剛開始時吃乾飯出現困難，經過一段時間以後吃粥也不行，最後甚至連喝水都會吐出來。過去，曾遇到一位47歲的勞工朋友在剛出現輕度吞嚥困難、吃乾飯有問題時，不以為意，只是改吃稀飯或麵條，直到連吃稀飯都會吐出來，才來看我的門診。結果檢查發現已經是末期的「食道癌」了，實在是令人扼腕。

引起吞嚥困難的原因

種類	疾病
口咽性問題	腦中風
	巴金氏症
食道性問題	食道癌
	食道潰瘍（常因胃酸逆流引起）後結疤
	食道蠕動障礙（如食道鬆弛不良症）

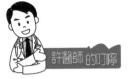

腦中風是臨床上引起吞嚥困難十分常見的原因，患者在進食時要相當小心，以免因為嗆到，而導致食物進入氣管之中，引起哽噎或肺炎。輕度吞嚥困難的患者可以藉細嚼慢嚥、少吃硬或大塊的食物來改善症狀；喝水或喝湯時，越涼越好，因為冰涼的東西會加強吞嚥反射；如果喝水容易嗆到的話，可以改為小口慢慢吞。如果患者的吞嚥困難較為嚴重，應請醫師評估如何治療及餵食，比較安全。如果確定無法吞嚥，可使用鼻胃管來餵食。

就醫時機

■ 如果有吞嚥困難的情形，不論輕重，都應盡速就醫。

此外，也可以藉助胃鏡，來施行「胃造口術」，這是用一個軟管連接皮膚表面及胃部，以供一般灌食及給藥的治療方式。這項技術的發明對仍期盼能參與各項社交活動的人而言，真是一大福音，既可以提供營養路徑，又可以不需要在臉上插鼻胃管，同時兼顧營養與亮麗的外觀，只是在社交場合與人乾杯之後，美酒必須直接從「肚子」灌入罷了！

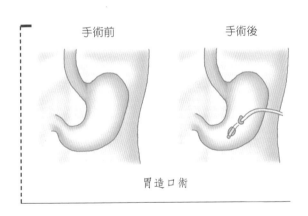

手術前　　　　手術後

胃造口術

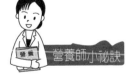

改善吞嚥

1. 病人在吞嚥時將下巴往內縮，以確保吞嚥安全。

2. 少量多餐，一日可供應6至8餐。

3. 避免使用吸管，以免造成液體進入氣管。

4. 有吞嚥困難者應避免攝取茶、果汁、清湯等食物，稠度較高的液體食物如茍芡的濃湯、奶昔、優格、水果泥、冰淇淋、麵茶等，及軟質固體食物的豆腐、肉丸、布丁、蒸蛋等，都是較適合吞嚥障礙患者訓練的食物。

5. 不要太大塊或易碎的食物，每次給一口的量。

6. 菜餚可帶些湯汁，以便老年人吞嚥；適當濃稠的食物，有助刺激唾液分泌和吞嚥反應。

7. 可使用食物濃稠劑（如：麥粉、嬰兒米粉、糙米粉、麥精片、太白粉等；商業配方：快凝寶），讓混合食品的質地變得比較平滑，調成適合吞嚥困難者的攝食形態。

吞嚥困難之食物選擇

宜選擇	避免選擇
可結成食糰的半固體食物或軟質食物	**質地較黏或滑溜或易碎落食物**
• 容易形成食團的食物：飯糰、壽司、荷包蛋、炒蛋、鮪魚沙拉、肉泥沙拉、絞肉丸、雞肉丸、魚肉、雞蛋布丁、豆腐等。	• 質地較黏的食物：白饅頭、吐司、香蕉、痲糬、甜鹹年糕、糯米製品、加麥芽糖的黏質點心等。 • 質地較滑溜的食物：果凍、仙草、愛玉、奶凍、茶凍、整顆葡萄、櫻桃、魚丸、鵪鶉蛋等。 • 容易碎開的食物：餅乾、乾麵包、堅果、乾飯、玉米、洋芋片、無醬汁的絞肉、沾芝麻粒或酥皮的點心、鳳梨酥。
稠度液中等到濃厚態液體或泥狀	**稀薄液體**
• 濃厚態液體性的食物：優格、麵茶、水果泥、冰淇淋、霜淇淋等，也可經由添加增稠劑使液體的濃稠度提高。 • 濃稠度中等液體性的食物：新鮮蔬果榨的果菜汁、芶芡的濃湯、濃度稍高的商業灌食配方、奶昔、麥芽飲品等。	• 稀薄液態的食物：水、果汁、清湯、咖啡、茶、牛奶。

健康上菜

| 早餐 | 五穀粥糊（糙米、黑糯米、薏仁、麥片、蛋花等打成泥） 1碗 |
| 早點 | 奶酪 1個 |

| 午餐 | 玉米濃湯（玉米醬、雞胸肉、玉米粉） 1碗
菠菜泥 1碗 |
| 午點 | 蘋果泥 1碗 |

| 晚餐 | 山藥鮮蝦粥（山藥、白飯、蝦仁） 1碗
番茄汁 1杯 |
| 晚點 | 牛奶麥粉 1碗 |

關鍵解析 5 魚的反撲

魚刺哽喉

小毛病大問題

魚是人類的好朋友，不但可供觀賞，而且肉質鮮美，不油不膩，是餐桌上不可或缺的佳餚。然而，在吃魚的同時，「魚刺」是不可不提防的小殺手。因為，一旦不小心，讓魚刺卡在喉嚨或食道之中，可是苦痛難熬；而且如果魚刺哽喉，久未取出，可能造成周圍組織的發炎、潰爛，甚至危及生命。過去，在台灣也有幾個案例，因為誤食魚刺後，魚刺卡在食道，同時刺穿食道壁，插入主動脈（體內最大的動脈），結果造成主動脈破裂，因而導致死亡。

一般民眾在被魚刺哽到的時候，常會先嘗試一些土法或偏方。包括「喝醋」，企圖把魚骨頭軟化或溶蝕掉；或是吃一些青菜或肉塊，想藉此牽引或黏附魚刺，順道將魚刺吞下。但是，「吃醋」可能使被魚刺刮傷的黏膜損傷更為嚴重；而「吞食法」則可能使魚刺被食物「順水推舟」，帶入食道之中。如果運氣好，魚刺可能經糞便排出；但是如果運氣不好，魚刺可能卡在食道、胃或十二指腸中，同時還可能刺穿整個消化道的管壁，造成頸部感染、胸部縱隔腔發炎、主動脈破裂、腹膜炎或腹內膿瘍，甚至引起死亡，因此不可不慎！

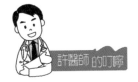

許醫師 的叮嚀　　在吃魚時，感到咽喉被魚刺哽到時，最正確的處理方法是：立刻停止進食，可以先輕咳幾下，看看是否可藉振動將刺得不深的魚刺給咳出來。如果在輕咳之後，魚刺還是掉不出來，就應該立即去掛急診了。一般誤食的魚刺最常卡在扁桃腺、舌根、側咽部、下咽部或食道裡。如果魚刺哽在扁桃腺、舌根或咽部時，耳鼻喉科醫師可以藉著反射鏡或內視鏡找到魚刺，進而把它夾除；如果魚刺已落入食道、胃或十二指腸中，就需要仰賴胃腸科醫師作胃鏡來夾除了。

關鍵解析 ⑥ 胃裡的蟲蟲危機
幽門螺旋桿菌

小毛病大問題

2005年諾貝爾醫學獎的桂冠頒給了兩位澳洲的學者——華倫和馬歇爾，因為他們發現人類的胃裡面可能存在一種可以致病的蟲蟲——幽門螺旋桿菌。這隻具有抗胃酸之特異功能的細菌，目前已被發現是引起大部分慢性胃炎、胃潰瘍、十二指腸潰瘍、胃癌以及胃淋巴瘤的「元凶」，因此可以說是絕大多數上消化道疾病的「罪魁禍首」。許多人可能不知道，在台灣人中，幽門螺旋桿菌的盛行率高達54%。也就是說約有一半的人終日「與蟲共舞」而渾然不知！

這10年來，我與我的醫療團隊曾長期追蹤了1225位胃部不舒服的患者，以了解影響這些患者日後發生胃惡性腫瘤的原因。結果發現：在平均6.3年的追蹤期間，有幽門螺旋桿菌感染的618位病人中，有7位（1.1%）得到胃癌，同時還有1位（0.2%）得到胃淋巴瘤，所以共計有8個人（1.3%）得到胃的惡性腫瘤。而令人驚訝的是，在607位從來沒有被幽門螺旋桿菌感染的患者中，竟然沒有任何一個人得到胃癌或胃的淋巴瘤。在日本，極負盛名的植村教授也曾追蹤了1526位日本病患，在7.8年的追蹤期間發現，有幽門螺旋桿菌感染人和沒有幽門螺旋桿菌感染人得到胃癌的機率分別為2.9%與0%，有十分明顯的差異。可見，不論國內外，幽門螺旋桿菌感染都是導致胃癌的主要原因。

雖然，目前仍有不少慈悲為懷的學者認為，大部分的幽門螺旋桿菌不致造成人類的臨床疾病，不必

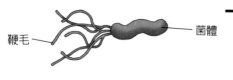

幽門螺旋桿菌是一種螺旋狀的細菌，尾端有4～7根鞭毛，可幫助其運動。

鞭毛

菌體

「趕盡殺絕」；但事實上，誠如我在美國休士頓貝勒醫學中心進修時的老師大衛・葛蘭漢教授所言：「只有死的幽門螺旋桿菌，才是好的幽門螺旋桿菌！」任何人一旦感染到這隻細菌，絕不能手下留情！

無懼胃酸的細菌

幽門螺旋桿菌是一種非常奇特的細菌，因為它可以長期生活在胃裡面這種pH值為2的強酸環境裡。如果是其他細菌，進入這種強酸的環境中，不消幾分鐘，就已形消骨毀、蕩然無存了！幽門螺旋桿菌之可以無懼胃酸，悠遊於其中，主要是因為它具有分泌大量「尿素酶」的特異功能。這種尿素酶可以將胃內的微量尿素轉化成氨，氨是一種弱鹼性的物質，能中和胃酸，所以幽門螺旋桿菌可以有恃無恐，穿梭在胃酸之中。

除了尿素酶以外，幽門螺旋桿菌還擁有各式各樣的武器，可以分泌多種毒素和酵素，來破壞人類胃黏膜的表皮細胞，並使胃酸分泌量增加，導致胃炎或潰瘍的產生。研究顯示：受幽門螺旋桿菌感染的人百分之百會產生慢性胃炎，20% 將來會產生胃潰瘍或十二指腸潰瘍，同時有0.5%～1%的病患最後會發生胃癌。現今醫界已了解，幽門螺旋桿菌是引起95%的十二指腸潰瘍與75%的胃潰瘍的元凶。同時，世界衛生組織也明白昭告世人：幽門螺旋桿菌是確定的致癌因子。

除菌保健康

除菌治療好處多多，就十二指腸潰瘍而言，如果治療時，只給病患潰瘍癒合劑，而未把細菌殲滅，那麼一年內潰瘍復發的機率高達90%；相反地，如果能在治療潰瘍時，同時徹底殲滅幽門螺旋桿菌，則一年內潰瘍的復發率可以降到15%以下。因此，具有胃潰瘍或十二指腸潰瘍的患者，都應該請醫生為其檢測是否胃內有幽門螺旋桿菌感染。如果有的話，要請醫師根除這個可惡的萬惡淵藪。

最近，有一個在中國福建省長樂縣所作的研究發現：在胃黏膜還沒有發生萎縮之前，把幽門螺旋桿菌剷除，可以大幅減少病人日後發生胃癌的機率。另外，值得注意的是，幽門螺旋桿菌也是引起胃淋巴瘤的主要原因，有約70%的早期胃淋巴瘤的病患，在接受為期一週的除菌治療之後，淋巴瘤便消失得無影無蹤。這種「除菌滅癌」的神奇療效，實在是令人不可思議，而在癌病治療史上，也可以說是獨一無二，史無前例！

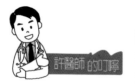

許醫師的叮嚀　　受到幽門螺旋桿菌感染的人，如果想脫離這隻細菌的魔爪並不難，只要口服1到2週的除菌藥物就可以了。目前最常使用的除菌處方是所謂的「三合療法」，也就是使用一種潰瘍特效藥（如耐賜恩、洛酸克、泰克胃通、治潰樂、百抑潰），再加上兩種抗生素（如安莫克西林及開羅理黴素）。這三種藥品相輔相成，除菌率可以達到90%以上。

「三合療法」的除菌費用約台幣1700元。目前，國內健保局因財力有限，只有在胃潰瘍、十二指腸潰瘍、胃癌以及胃淋巴瘤的病患，合併幽門螺旋桿菌感染時，才給付除菌費用；對於只有慢性胃炎或沒有症狀的帶原者是不給付除菌費的。站在健康保健的立場，我常建議這些被感染者花點小錢，自費根除這個可怕又可惡的蟲蟲。因為我深深覺得：幽門螺旋桿菌對人類胃腸的傷害，就猶如「烈日」對皮膚的傷害一樣，深切而長久。

就醫時機
■ 有慢性胃炎、胃潰瘍、十二指腸潰瘍、胃癌或胃淋巴瘤的病人，最好請醫師查明是否有幽門螺旋桿菌感染。
■ 如果被檢測有幽門螺旋桿菌感染時，不論是否有症狀，最好能盡速根除。

如何預防幽門螺旋桿菌的感染

幽門螺旋桿菌究竟是如何傳染來的呢？目前，已經知道人類是幽門螺旋桿菌的唯一自然宿主，而人體的胃是這隻細菌最愛的溫床。在病患的胃裡，

它可以悠遊自在，快樂生活；但是一旦離開胃部，進入腸道，就只能存活數小時。因此，一般只有在患者腹瀉時，才能在糞便裡培養出幽門螺旋桿菌。

一般認為，幽門螺旋桿菌最有可能是經由「糞便—口腔」的途徑傳染。當病患上大號時，有可能在擦屁屁時，不小心讓糞便污染了手，而後患者在洗手時，可能會將糞便裡的細菌沾在廁所裡的水龍頭或門把上，進而造成傳染。此外，幽門螺旋桿菌也可能「經口傳染」，因為如果患者有胃食道逆流疾病時，幽門螺旋桿菌也可能經由胃液的逆流，來到口腔，而在口腔裡存活幾個小時。因此，在病患的唾液裡偶爾也可以找到它的身影。近來有一項研究顯示：有些父母喜歡在餵食嬰兒之前，先把食物放在自己口中咬碎，再將食物讓嬰兒吃下，這種不衛生的習慣就很可能會傳染幽門螺旋桿菌。

要避免幽門螺旋桿菌的傳染，要了解如何正確的洗手。一般人在公共場所洗手後，常直接用手關水龍頭及轉門把，如此，常易使剛洗乾淨的手受到二次污染。因此，我們在公共場所洗手之後，應先拿擦手紙擦擦手，而後將擦手紙包在水龍頭上，把水龍頭關上，再以擦手紙轉開門把，在離開廁所後，才把擦手紙丟掉。唯有如此，才能真正避免手遭到水龍頭及門把上的細菌污染。

由於幽門螺旋桿菌在唾液中只能存在短暫的時間，因此幽門螺旋桿菌帶原者如果沒有胃酸逆流情形，經口對口的方式將細菌傳染給他人的機會並不高，所以基本上，還是可以與親密伴侶接吻，也可以與家人共桌進餐。不過，為了安全起見，在接吻時最好採用中式乾吻，避免法式舌吻；同時，與家人共餐時，最好還是使用公筷母匙，以避免唾液污染食物。當然，餵食嬰兒時，用自己的口咬碎、再行餵食的習慣，十分不衛生，一定要避免，以維護嬰兒的健康。

關鍵解析 7 柔腸寸斷

腹痛

小毛病大問題

腹痛的經驗人人都有，原因琳瑯滿目，不下百種。有的不必吃藥，痛一下就過去，像「船過水無痕」，沒有太大關係；有的雖然輕微，但事實上是一些嚴重疾病（如胰臟癌）的初期表現；另外，有些痛起來，肝腸寸斷，如腹膜炎及盲腸炎，如果不立即送醫開刀，極可能命喪黃泉。所以，每個人對腹痛都應該有基本的認識，否則一旦疏忽了這個身體所發出的重要警訊，很可能會後悔末及！

腹痛的原因

當肚子痛時，我們常可以依疼痛的位置，按圖索驥找出原因。一般可先依「＃」字形，把腹部均分為九個區塊。位於肚子「中央上方（上腹區）」的腹痛可能是胃炎、胃潰瘍、十二指腸潰瘍、胰臟炎、胰臟癌、膽囊炎、膽管炎、肝癌或心肌梗塞；位於「右側肋骨下方」的腹痛須考慮肝癌、膽囊炎、右側輸尿管結石、大腸（橫結腸）痙攣、大腸癌；位於「左側肋骨下方」的腹痛須考慮脾臟病變、胰臟炎、大腸（橫結腸）痙攣、大腸癌；位於「腹部中央（肚臍區）」的腹痛須考慮小腸痙攣、腸胃炎、小腸腫瘤及主動脈病變；位於「右側腰部」的腹痛可能是右側大腸（升結腸）痙攣、大腸癌、右側輸尿管結石；位於「左側腰部」的腹痛可能為左側大腸（降結腸）痙攣、大腸癌、左側輸尿管結石及大腸脹氣；位於「腹部正下方（下腹區）」腹痛須考慮膀胱炎、骨盆腔發炎、子宮外孕出血、大腸（乙狀結腸）痙攣及大腸癌；位於「右下腹部」的腹痛可能是闌尾炎（俗稱盲腸炎）、右側疝氣、骨

盆腔發炎及右側卵巢病變；位於「左下腹部」的腹痛，可能是左側疝氣、大腸（降結腸）痙攣、大腸癌、大腸脹氣、大腸發炎、大腸憩室炎及左側輸尿管結石。如果，整個肚子都有明顯疼痛的話，急性腸胃炎、腸阻塞、腹膜炎、內出血及缺血性腸病變就需要多加考慮了！

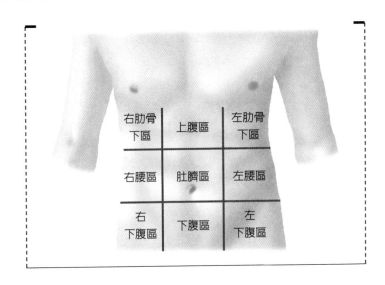

右肋骨下區　上腹區　左肋骨下區

右腰區　肚臍區　左腰區

右下腹區　下腹區　左下腹區

引起腹痛的原因

中央上方	胃炎、胃潰瘍、十二指腸潰瘍、胰臟炎、胰臟癌、膽囊炎、肝癌、膽管炎、心肌梗塞。
右側肋骨下方	肝癌、膽囊炎、右側輸尿管結石、大腸（橫結腸）痙攣、大腸癌。
左側肋骨下方	脾臟病變、胰臟炎、大腸（橫結腸）痙攣、大腸癌、左側輸尿管結石。
腹部中央	小腸痙攣、腸胃炎、小腸腫瘤、主動脈病變。
右側腰部	右側大腸（升結腸）痙攣、大腸癌、右側輸尿管結石。
左側腰部	左側大腸（降結腸）痙攣、大腸癌、左側輸尿管結石、大腸脹氣。
下腹區	膀胱炎、骨盆腔發炎、子宮外孕出血、大腸痙攣、大腸癌。
右下腹部	闌尾炎（俗稱盲腸炎）、右側疝氣、骨盆腔發炎、右側卵巢病變、右側輸尿管結石。
左下腹部	左側疝氣、大腸（降結腸）、痙攣、大腸癌、大腸脹氣、大腸發炎、大腸憩室炎、左側輸尿管結石。

人類的消化系

食物經口攝入後，經食道進入胃中；經過胃的充分研磨後，進入小腸；小腸具有消化食物及吸收各種營養素的功能，食物在小腸中被充分消化吸收後，剩下的殘渣進入大腸之中，最後由肛門排出。至於肝臟與胰臟可以分泌膽汁及胰液，進入小腸中，幫助食物的消化。

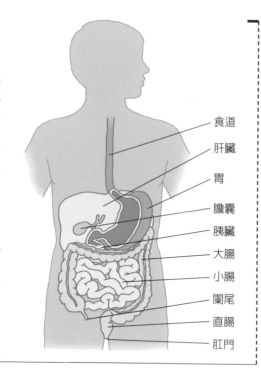

食道
肝臟
胃
膽囊
胰臟
大腸
小腸
闌尾
直腸
肛門

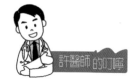
許醫師 的叮嚀

在各種造成腹痛的疾病中，最需要馬上就醫、緊急開刀治療的，要算是腹膜炎、闌尾炎（俗稱盲腸炎）、內出血及腸阻塞。以下就針對這幾種重大疾病的特徵，來加以說明：

1. **腹膜炎：**

主要是因為「胃或十二指腸潰瘍穿孔」或「大腸破裂」所引起，發生的部位常有非常劇烈的疼痛。懷疑的時候，可以先將手指下壓疼痛部位，然後迅速將手指放開，如果在手指「放開的那一瞬間」，肚子疼痛的程度比手指「下壓時」還痛，那就代表有「反彈痛」，極可能是患了要命的腹膜炎。

2. **闌尾炎（就是一般俗稱的盲腸炎）：**

「闌尾」附著在盲腸上，位於人體的右下腹部。我們可以藉著一個簡單的方法，知道自己闌尾的位置。首先，我們可以先從「肚臍眼」到「骨盆右前側突

起的骨尖」劃一條假想線，在這條線外側的2/3處，便是闌尾的所在位置（闌尾點）。如果腹部疼痛的部位局限於「闌尾點」，需要考慮是闌尾炎，應該要盡快就醫，以免闌尾破裂，造成腹膜炎。

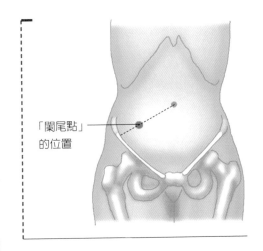

「闌尾點」的位置

3.內出血：

肝癌破裂、子宮外孕破裂或外傷導致的脾臟破裂常會引起大量的內出血，有高度的危險性。內出血的特徵是肚子脹大、疼痛、全身無力，同時有像腹膜炎一般的「反彈痛」。

4.腸阻塞：

病人常有肚子脹、嘔吐及便祕的情形，同時連屁都排不出來。因此如果同時有「大肚」及「無屁」的情形時，就要高度懷疑有腸道阻塞了。

腹痛的就醫時機

- 位於「闌尾點」的腹痛
- 有「反彈痛」的腹痛
- 同時有「大肚」及「無屁」情形的腹痛
- 伴隨有吐血或解血變的腹痛
- 伴隨有呼吸困難或胸痛的腹部疼痛
- 伴隨有突發性大量陰道出血的腹痛
- 從來沒有發生過的劇烈腹痛
- 超過兩個禮拜以上的腹痛

關鍵解析 ⑧ 一肚子氣

腹脹

小毛病大問題

「脹氣」是胃腸科門診常見的問題，病人往往抱怨：「肚子三不五時，就突然間鼓起來，像汽球一樣，既難看，又不舒服。」的確，如果沒有吃多少，就「大腹便便」，真的會讓人「一肚子氣」！

不過，值得注意的是：肚子脹的原因很多，除了脹氣之外，還可能是肚子裡有腹水、腫瘤或小 baby。不妨自己先用腹部的扣診，作一個簡單的區分。也就是把左手的中指放在肚皮上，而後用右手中指的指尖敲一下左手中指的指甲，如果發出的是「鼕鼕鼕」的鼓聲，那就是脹氣沒錯；如果發出的是深沉的鈍音（如在敲擊大腿時，所發出的聲音），那就可能是有腹水或腫瘤等重大問題了！至於，是不是有因懷孕而導致子宮膨大引起肚子脹起來呢？當事人自己應該是心知肚明的囉！

此外，要特別提醒讀者的是：如果一個人腹脹很明顯，同時還伴隨嘔吐及大便不通的症狀，要小心！可能是發生了「腸阻塞」的情形，必須要盡快就醫！

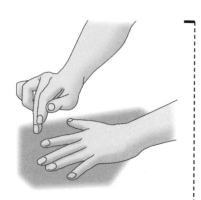

扣診的技術

把左手的中指放在肚皮上，用右手中指的指尖來敲擊左手中指的指甲。

腹脹的原因

在臨床上，脹氣的病人大多數是因為腸子裡的氣太多，而腸子又蠕動過慢，導致氣排不出去所引起。「腸氣」的主要來源有二：一個是在吞嚥東西時，順道吃下

的氣體；另一個是在大腸內的細菌分解未被消化的食物，而產生的氣體。其中，大腸細菌的產氣效應是造成脹氣的罪魁禍首。一個人如果吃入過多含可溶性纖維（如高麗菜、大頭菜、洋蔥、糙米及燕麥）、棉子糖（如豆類、花生）、山梨醇（如口香糖、糖果及甜點中使用的代糖）及澱粉類（如馬鈴薯、地瓜、玉米）的食物，就容易產生大量的腸氣。因為這些食物較不容易被有些人的消化道所利用，導致大腸內有較多的食物殘渣，可以被細菌分解利用，產生大量的氣體。

此外，值得注意的是：國人中有不少「乳糖不耐症」的患者，在長大成人後，腸道內的乳糖酶急劇減少，因此無法充分消化牛奶、乳酪及冰淇淋中的乳糖，所以，常常在攝取上述這些含乳糖的食物後，由於乳糖無法分解，而讓腸內的細菌大快朵頤，產生大量氣體。

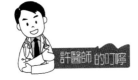

許醫師的叮嚀

要遠離脹氣之苦，拒絕作個「大腹婆」，最重要的就是要改變飲食習慣、少吃氣、多運動。以下提出一些小撇步，供讀者參考：

1. 少吃產氣性食物（如高麗菜、洋蔥、五穀米、豆類、花生、馬鈴薯、地瓜、口香糖等）。
2. 有乳糖不耐症的人，要少喝牛奶或吃乳酪、冰淇淋。
3. 三餐只吃七分飽，以避免攝取過多產氣食物。
4. 用餐時避免狼吞虎嚥，吃太多空氣。
5. 少喝碳酸飲料。
6. 少用吸管喝飲料。
7. 服用消化酵素，如乳糖不耐症患者可服用乳糖消化酵素藥片（如lactaid），幫助乳糖之消化。
8. 一天喝一杯酸梅汁，有助消除脹氣。
9. 三餐後散步20分鐘或每天慢跑10分鐘；運動可以促進胃腸蠕動，避免脹氣。

脹氣的就醫時機

■ 腹脹很明顯，同時還伴隨嘔吐及大便不通。
■ 腹部經常脹氣，影響到生活品質時。
■ 腹部脹到會引起疼痛時。
■ 腹部脹到會影響外觀時。

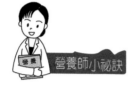

消氣小祕訣

1. 減少吞入氣體的機會，避免一邊講話一邊吃飯，或是愛嚼口香糖、愛喝有氣飲料，如碳酸汽水、啤酒等。

2. 少吃容易產氣的食物（如高麗菜、洋蔥、五穀米、豆類、花生、馬鈴薯、地瓜等）。

3. 少吃含有乳糖（如牛奶、冰淇淋等）或是山梨糖醇（如低熱量口香糖）的食物或甜點。

4. 豆類食品一定要煮到熟爛了再吃，因為太硬的豆子，不但不好消化還容易造成脹氣。

5. 輕微運動或散步可減輕腹脹感。

飲食停看聽

食物種類	可食	忌食
五穀根莖類	米飯、麵	馬鈴薯、地瓜、芋頭、玉米、穀類。
肉魚豆蛋類	除豆類外	豆類及其他豆製品。
奶類	優酪乳、優格	牛奶及除優酪乳外的奶製品。
蔬菜類	除忌食蔬菜外	高麗菜、洋蔥、綠花椰菜、青椒、茄子、大蒜、洋蔥、韭菜。
水果類	除忌食水果外	香蕉、柑橘類水果、柚子、蘋果、桃子。
其他		• 添加山梨糖醇（Sorbitol，一種甜味劑）的飲料和甜點。 • 麥麩。 • 有氣飲料如碳酸汽水、可樂、啤酒等。 • 含乳糖、麥芽糖、果糖的點心。

健康上菜

早餐　　肉鬆蛋花粥　1碗

晚餐
肉羹麵	1碗
炒小白菜	1碟
櫻桃	10粒

午餐
飯	1碗
鹹水雞腿	1隻
豆苗蝦仁	1碟
炒油菜	1碟
大黃瓜魚丸湯	1碗
蓮霧	2個

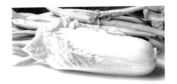

關鍵解析 ⑨ 千呼萬喚屎出來
便祕

小毛病大問題

在人體的消化系統中，大腸擔任清理善後、將食物殘渣排出的重責大任。正常人至少3天應該有一次大便，如果少於這個極限，便是有了便祕的問題。雖然許多人羞於啓口，便祕實際上是一種十分常見的問題！研究顯示：便祕在普羅大眾的盛行率是17%，也就是說，每6個人就有1個有此毛病。便祕的問題，好發於女性及年長者。研究顯示：在老年人口中，1/4的男性和1/3的女性經常為便祕所苦。

便祕雖是個小毛病，但可是個大問題。它會造成消化系統的「下水道」不通，進而引起腹脹、腹痛、食欲減退及噁心等後續問題。若干研究顯示：長期便祕可能誘發大腸息肉及大腸癌的產生。因為，便祕的人大腸裡經常堆積著許多糞便，而糞便裡的一些致癌物質（如膽汁酸、亞硝酸胺和多環碳化合物）長時間和大腸黏膜接觸，可能促使大腸黏膜發生病變。

便祕也可能造成全身性的問題，因為糞便中的不良物質（如阿摩尼亞），可以經由腸道黏膜吸收，進入人體，導致全身性的傷害。像肝硬化等解毒功能差的病人，一旦發生便祕，便很容易產生「肝昏迷」的現象，就是個明顯的例子。此外，經常便祕的人，大便常塞在肛門口，會導致肛門的局部血液循環變差，引起痔瘡。同時，它還會使病患在大便時，因出口不通，造成大腸內的壓力增高，長期下來，容易引起「大腸憩室」的產生。

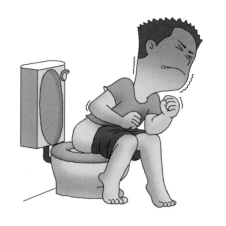

所以，便祕雖然常被認為是個小問題，但實際上可是大腸的百病之源喔！

便祕的原因

引起便祕的原因很多，基本上分為三大類，第一類稱為「功能性便祕」，主要是因為少喝水、少攝取植物纖維、缺乏運動、憂鬱或生活壓力所引起；第二類稱為「器質性便祕」，可能是大腸癌、腸粘黏、巨結腸症、甲狀腺機能不足或副甲狀腺機能亢進所引起；第三類則是「藥物性便祕」，是因為服用含鋁制酸劑、鎮定劑或抗副交感神經製劑等藥品所引起。

當發現自己有便祕的情形時，不必驚慌，可以先從改變自己的飲食及生活方式下手（見以下說明）。如果作了改善，便祕情形仍存在，就應該登門就醫了！因為便祕有可能是大腸癌、腸道神經病變或內分泌功能異常的警訊症狀。

引起便祕的原因

種類	原因
功能性便祕	少喝水
	少攝取植物纖維
	缺乏運動
	憂鬱或生活壓力過大
器質性便祕	大腸癌
	腸粘黏
	巨結腸症
	甲狀腺機能不足
	副甲狀腺機能亢進
藥物性便祕	服用含鋁制酸劑
	服用鎮定劑
	服用抗副交感神經製劑
	服用嗎啡類止痛劑

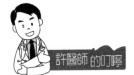

許醫師 的叮嚀

要想作好體內環保，使腸道永保青春，應該注意以下八大原則：

1. 多吃高纖食物：膳食纖維是清腸的大功臣，具有吸水及膨潤糞便的效果，能刺激腸道蠕動，有利通便。因此，每天至少需要攝取7份以上纖維素多的新鮮蔬菜（如菠菜、空心菜、莧菜、韭菜等）或水果（如木瓜、香蕉、奇異果等）。此外，五穀米、黑棗及葡萄乾也富含膳食纖維，有助排便。

2.多喝水：水具有潤滑腸道，膨鬆糞便的作用，每天應至少喝2000cc以上的水，以增加糞便的濕潤度。

3.多喝優酪乳：乳酸菌可產生短鏈性脂肪酸，促進腸道蠕動。便祕的人不妨多喝點優酪乳，以增加腸道內的乳酸菌量。

4.少吃油膩的食物：由於油脂會減緩胃腸的蠕動，便祕的人宜少攝取肥豬肉、蛋黃、雞皮及油炸的食品。

5.多運動：運動可以增強體能及腹肌的收縮能力，便祕的人應培養每天運動（如散步、慢跑、跳韻律操）的好習慣。

6.不作「忍者龜」：有便意時應該盡快去上廁所，因為如果一個人對「自然的呼喚」經常置之不理，將會導致體內對排便訊息混淆不清。最好每個人能建立排便的生理時鐘，每天固定一個時間去蹲馬桶，讓身體了解何時是自己的「解放時刻」。

7.保持好心情，作好情緒管理，以避免自主神經失調。

8.避免使用含鋁制酸劑、鎮定劑及抗副交感神經製劑等藥品。

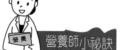
營養師小祕訣

便祕的預防

1. 規律的飲食生活

以均衡飲食為基礎，避免暴飲暴食，以免造成腸胃的負擔，破壞腸胃規律的運作。

2.足夠的水分

可在起床空腹時喝一杯水，具有利便的效果。每天需喝8至10杯水（1800～2000cc的水）。

3. 膳食纖維

膳食纖維可以使糞便體積增加，刺激腸道蠕動，利於排便。纖維質食物，例如各種蔬菜及水果（如木瓜、香瓜、香蕉、番茄、桃子、柑橘、奇異果）以及五穀（如糙米、燕麥、全麥麵包等），都有軟便的效果；每天至少服用7份以上纖維豐富的食物，例如新鮮的水果、蔬菜、麥麩、全穀類早餐食品等。吃較

多的纖維質，需搭配足夠的飲水，才能改善便祕。

4. 以優酪乳代替乳製品

乳酸菌飲料（如：優酪乳、優格）的益菌可幫助食物消化，有助於糞便軟化。

5. 利於通便的食物

麥苗粉、蜂蜜、黑棗汁、香蕉、木瓜等。黑棗汁刺激腸蠕動的效果很強，要注意用量，從少量約每天50cc開始增加，以免腹瀉。另外適量使用果寡糖，因為果寡糖可以促進腸內有益菌的生長，有利於便祕的紓解。不過切記從少量（每天5公克以內）開始增加，找出適合自己的分量，以免過量發生腹瀉。

6. 規律的運動

運動可以刺激腸胃蠕動，增加腹壁肌肉和其他排便肌肉的收縮力量。

7. 養成定時排便習慣

養成固定時間排便，便祕自然就改善。每天一定要給自己時間去培養便意。

8. 按摩腹部、刺激腸胃

每日按摩腹部，可以讓腸胃得到適度的刺激，使排便功能恢復正常。

9. 避免加重便祕

避免過度勞累或進食刺激性、發霉、燒焦食物，太多的肉及油炸食物容易導致便祕。

10. 勿亂服成藥

沒有經過醫師處方自己購買藥物（瀉劑）服用是最危險的，因為它可能會損害腸道功能，也可能讓人對藥物產生依賴性，使便祕更難治療。

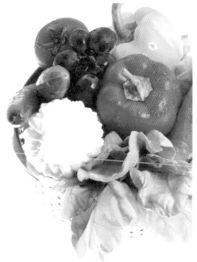

飲食停看聽

食物種類	可食	忌食
五穀根莖類	全穀類及其製品，如：米糠、糙米、麥麩、燕麥、玉米、胚芽米、薏仁、綠豆、紅豆、全麥麵包、黑麵包、麩皮麵包等。	精製穀類及其製品，如：白米飯、麵條、吐司。
肉魚豆蛋類	• 肉類適量攝取。 • 未加工的豆類，如：黃豆、毛豆。	加工精製的豆製品，如：豆漿、豆腐、豆花等。
奶類	各式奶類及其製品尤其是優酪乳、優格。	無
蔬菜類	• 纖維多的蔬菜，如：竹筍、芹菜等。 • 蔬菜的梗、莖。 • 菇類。	• 各種過濾的菜汁。 • 嫩的葉菜類。 • 去皮、子的成熟瓜類。
水果類	• 未過濾的果汁。 • 含高纖維的水果，如：梨、柳丁、蕃石榴、棗子、黑棗、黑棗汁等。 • 香蕉、木瓜。	• 各種過濾果汁。 • 纖維含量少且去皮、子的水果，如：西瓜、哈蜜瓜等。
其他	• 麥苗粉。 • 蜂蜜。 • 果寡糖。	• 刺激性食物。 • 發霉食物。 • 油炸食物。 • 燒焦食物。

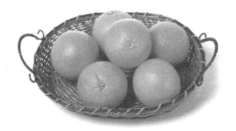

健康上菜

早餐	
優酪奶	1杯
蔬菜三明治	1個

午餐	
什錦蕎麥湯麵	
（肉片、花枝、木耳、	
金針姑、胡蘿蔔、	
白菜、豌豆夾）	1碗
炒菠菜	1碟
木瓜	1片

晚餐	
五穀飯	1碗
烤雞腿	1隻
芹菜干絲	1小碟
炒豆苗	1碟
竹筍湯	
香蕉	1根

關鍵解析 10 肛門漏水

腹瀉

小毛病大問題

每個人都有「腹瀉」的經驗，有時候「拉肚子」只會引起個人輕微的不適；但在重要場合裡頻跑廁所，或因腹瀉過急，拉在褲子上，導致臭味四溢的情形，實在令人感到難堪。而在廁所裡腹瀉不止，衛生紙已用罄，但屁屁仍濕，「叫天天不應，叫地地不靈」的窘境，也常讓很多人沒齒難忘！

在醫學上，所謂「腹瀉」是指一天解便大於3次，而且糞便質地變稀。在臨床上，大部分輕度或中度的「急性腹瀉」都會在12～24小時內逐漸緩解，漸至佳境；但重度的急性腹瀉可能會導致水分、養分及電解質的大量流失，引起脫水，甚至休克。而在小於12歲的小孩或大於65歲的老人家，如果腹瀉處理不當，更可能造成死亡的嚴重後果。

如果腹瀉的時間超過三個禮拜，就稱為「慢性腹瀉」。引起慢性腹瀉的原因很多，有可能是潰瘍性大腸炎、阿米巴痢疾、慢性胰臟炎、內分泌腫瘤、愛滋病等重大疾病所造成，因此絕不能掉以輕心。凡是有慢性腹瀉的人應該至少看一次醫生，以正本溯源，了解腹瀉的原因。

腹瀉的原因

在日常生活中，引起腹瀉的原因很多。引起急性腹瀉最常見的原因是細菌或病毒的感染及食物中毒；而造成慢性腹瀉的原因很多，包括吸收不良、藥物、腫瘤、感染、壓力以及自體免疫性大腸炎。

發生腹瀉時，首先要注意自己是不是有「大便裡帶血」的情形，如果有，常表示有屬害的腸道發炎，可能是痢疾、傷寒、缺血性大腸炎或潰瘍性

引起腹瀉的原因

種類	原因
發炎性腹瀉	病毒性腸炎、痢疾、傷寒、缺血性大腸炎、潰瘍性大腸炎。
分泌性腹瀉	霍亂、腫瘤。
滲透壓過高性	乳糖不耐、含氧化鎂的藥物。
蠕動過快性	腸躁症。

大腸炎所引起；接著要注意一下，大便的量是不是大於1000cc，如果是，則可能是霍亂或腫瘤造成腸上皮細胞分泌水分至腸腔所引起的；另外，應該看看是不是自己在吃過一些特別的食品或藥品以後才發生腹瀉的？例如，有乳糖不耐症的病人，常在喝牛奶、吃冰淇淋或乳酪之後，因乳糖無法吸收，造成腸道內的滲透壓過高，引起腹瀉。此外，應該留意一下，自己的腹瀉是不是和壓力有關？有「腸躁症」的病人，常在生活壓力大的時候，腸蠕動增快，導致腸道吸收水分的時間不足，造成腹瀉。

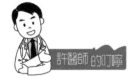
許醫師 的叮嚀

腹瀉是人體「防禦機制」的一環，能將體內的致病菌與它們所產生的有害毒素排出體外，以減少對人體的傷害。有些人發生腹瀉的時候，就立即服用強力止瀉劑，這種作法其實是「不智之舉」，因為過強的止瀉劑會導致胃腸不蠕動，表面上雖然症狀消失了，但粉飾太平、閉門留寇的結果，可能使細菌及其毒素長久滯留體內，引發更嚴重的後果。

當急性腹瀉發生的時候，最好先不要吃固態的食物，以讓腸胃道作適當的休息。不妨可

腹瀉的就醫時機

- 糞便中帶有血或黏液。
- 發燒或超過攝氏38度。
- 腹部有劇烈疼痛的情形。
- 持續嘔吐，導致無法進食。
- 有脫水現象。
- 急性腹瀉持續達3天以上（3歲以下的幼童腹瀉持續24小時以上）。
- 有慢性腹瀉（腹瀉時間超過3個禮拜）的情形。

以先喝一些冷或微熱的白開水、運動飲料或清湯，以補充一些水分及電解質。在經過半天之後，如果腹瀉已略為緩解，可以吃一些白稀飯或鹹粥，而配些清淡的小菜，如醬瓜、花生、肉鬆等食物。在吃稀飯一天之後，如果腹瀉已逐漸緩解，便可以恢復一般飲食。不過需要注意的是，在身體沒有完全恢復前，應避免攝取牛奶、酒、咖啡、濃茶、辛辣調味品、冷飲及過於油膩的食物。

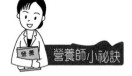

營養師小祕訣

防治腹瀉

1. 避免過量油脂及酒、咖啡、濃茶、辛辣食品、冰品。
2. 避免纖維過粗的食物及不易消化的食物。
3. 進食時要細嚼慢嚥。
4. 腹瀉時要多補充水分及電解質，避免脫水。
5. 應注意飲食衛生，防止感染。

健康上菜

早餐	白粥	1 碗
	海苔醬	少許
	滷豆腐	1 塊
早點	白吐司	1 片

午餐	翡翠雞絨粥	1 碗
	蘋果	1 個
午點	麥片粥	1 碗

晚餐	白粥	1 碗
	清蒸魚	小半條
	冬瓜湯	
	柳橙汁	1 杯
晚點	藕粉羹	1 碗

飲食停看聽

食物種類	可食	忌食
五穀根莖類	米湯、稀飯、細麵、白麵包、麥片	炒飯、炒麵
肉魚豆蛋類	• 嫩而無筋的瘦肉、魚肉。 • 蒸蛋。 • 豆製品，如：豆漿、豆腐、豆乾、豆花等。	肉類加工品
奶類	無	牛奶及奶製品
蔬菜類	過濾菜汁、較嫩葉菜及瓜果類。	較硬蔬菜、蔥、薑、蒜。
水果類	新鮮水果（避免渣多）、柳橙汁。	龍眼、荔枝、榴槤。
其他	無油肉湯	• 辛辣刺激食物。 • 冰品、冷飲。 • 油炸類食物。 • 含酒精、咖啡因成分的飲品。

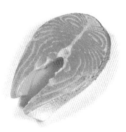

關鍵解析 *11*
查糞觀便，守護健康

由糞便宏觀胃腸健康

在大自然中，天生我才必有用，幾乎沒有一樣東西是真正的「廢物」。即便是一隻生物排放的糞便，都可能是另一隻生物眼中賴以生存的重要資源。對人類而言，看似無用的「大便」，實際上是經口攝取的食物歷經千山萬水，經過胃腸道研磨、消化、吸收和分泌後所產生的物質，裡面蘊含著無窮的資訊，每個人若能每天細心地「查糞觀便」，對於了解自己的腸胃健康將有莫大助益！

過去，我曾遇到一位老榮民，他不了解糞便顏色所代表的意義，所以解了一個禮拜的黑便，仍不知道該就醫。最後在一天清晨起床上大號時，昏倒在廁所裡。幸好被安養院的人員發現，送來醫院。我幫他作身體檢查時，發現他的全身十分蒼白，肛門裡的大便黑黑油油的，像瀝青一樣。抽血發現他的血液中血紅素數值竟然每100cc只有6公克，比常人的一半還少，胃鏡檢查證實他有胃潰瘍出血。後來，經過細心治療，總算康復出院。由這個案例看來，可能仍有不少民眾不知道如何由糞便顏色來宏觀自己的胃腸健康。

各種胃腸疾病的便色

正常人類大便的顏色是黃色或褐色的，之所以會呈現這樣特殊的顏色，是因為糞便中存在有糞膽素（stercobilin）和尿膽素（urobilin）的緣故，這兩種物質都是膽汁中的膽紅素經過腸道細菌作用後所產生的衍生物。

當總膽管內有腫瘤或結石造成膽管阻塞，使膽汁無法下達腸胃道時，大便便會呈現特殊的「灰白色」。而當胃或十二指腸潰瘍出血時，血中的血紅

素經胃酸作用後轉變成羥血紅素（hematin），會使大便黑得像頭髮或瀝青一般。至於大腸內有腫瘤或血管病變造成下消化道出血時，大便常呈鮮紅色。而如果發現成形的黃褐色大便外面沾有一些鮮血，要注意極有可能是痔瘡或直腸癌出血。此外，在腹瀉時，稀疏的大便常呈現黃綠色，這是因爲腸道內缺乏正常菌叢的作用所導致。不過，需要特別留心的是腹瀉時，如果發現大便中有鼻涕樣的黏液或參雜著血絲，就不可等閒視之，這種情況常代表胃腸黏膜有嚴重受損，可能是痢疾、傷寒、缺血性或潰瘍性大腸炎等重大疾病所引起，需要迅速就醫。

糞便可提供黃金般的資訊

而在臨床上除了觀察大便的顏色外，還應該注意大便的粗細。如果大便變得像鉛筆一樣細，有可能是因大腸癌導致腸道變窄的緣故。此外，若能採取糞便樣本加以分析，還可以獲得更多珍貴的訊息。事實上，在中國古代就有此一觀念的存在了！如二十四孝中的庾黔婁便曾經由品嘗父親的糞便甜度，了解其疾病的嚴重性。目前，醫學界常藉著糞便檢查得知患者體內是否

由大便顏色了解胃腸健康

便色	疾病
黑色（瀝青色）	食道、胃或十二指腸出血
鮮紅色	下消化道出血
鮮血附著在黃褐色大便表面	痔瘡或直腸癌出血
黃綠色	腹瀉、消化不良
灰白色	膽管阻塞
參雜鼻涕樣黏液及血絲	痢疾、傷寒、缺血性或潰瘍性大腸炎
亮亮的油滴	慢性胰臟炎、消化不良

異常便色的就醫時機
- 大便顏色呈黑色（瀝青色）
- 大便顏色呈鮮紅色
- 鮮血附著在黃褐色大便上
- 大便顏色呈灰白色
- 大便裡參雜鼻涕樣黏液及血絲
- 大便裡參雜油滴達兩個禮拜以上

有寄生蟲感染，或腸胃道是否有潛在性出血。近來，國內也引進了「幽門螺旋桿菌」的糞便檢查法，患者可以不必做胃鏡檢查，便能了解體內是否存在有這種可引起消化性潰瘍的細菌。有趣的是，在1998年，美國學者Correa也曾利用這種新的檢驗法測試一具有1700年歷史的木乃伊，得知在古代，幽門螺旋桿菌便已肆虐人類了！此外，近來也有學者萃取殘留在糞便中的消化道黏膜細胞DNA，進行分析，作為偵測大腸癌的新方法，真是化腐朽為神奇！

「凡走過必留下痕跡」，人體糞便是食物在消化道內經由代謝、吸收等過程所形成的最終產物，經由觀察糞便，可以宏觀每個人的整個消化道健康情形，提供如黃金一般的重要訊息。因此，每個人的大便究竟是「廢物」，還是「黃金」，就要看個人是否能細心觀察、善加利用了！

Part II

胃腸肝膽，自我療護

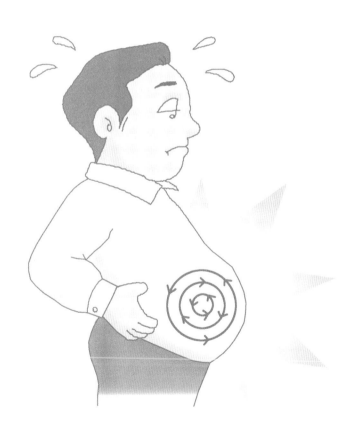

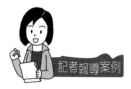

關鍵解析 ① 心灼灼，胃酸酸
胃食道逆流疾病

高先生，48歲，海軍中校退伍，在一家保全公司擔任經理，白天工作繁忙，晚上應酬眾多。最近幾個月，常會突然覺得胸口灼熱、疼痛，有時還會感到似乎有東西哽在胸口。晚上睡覺的時候，曾有幾次可怕的經驗：睡到半夜，肚子裡的胃酸忽然像潮水，直衝到喉頭，甚至還到達鼻腔，把他給驚醒，往往要端坐好一陣子，才覺得舒服些；但是平復之後，要再躺下來睡覺就睡不著了。經求醫診治，才知道得了逆流性食道炎，同時還被診斷有橫隔膜的「裂孔疝氣」。醫師說，這可能跟他年輕時在艦艇上經常暈船，造成嘔吐，以及近來的喝酒、吃大餐有關。在聽從醫師指示，按時服藥，並改善飲食生活習慣後，目前他的症狀已完全消失，半夜也不再被驚醒了！

近年來，在胃腸科門診裡，常會遇到一些病人抱怨：「為什麼我老是會覺得心灼灼、胃酸酸呢？」還有人在晚上，好夢方酣的時候，「突然間，胃酸溢起來到咽喉，被酸得醒過來！」事實上，這些患者往往是得了所謂的「胃食道逆流疾病（Gastroesophageal reflex disease）」，而「火燒心」和「溢酸水」正是這種文明病的寫真。

所謂的「胃食道逆流疾病」，顧名思義，就是指胃酸不正常地逆流到食道所引起的疾病。這種毛病在歐美社會中十分普遍，一些研究顯示，歐美民眾有高達1/3的人曾罹患胃食道逆流性疾病。近年來隨著國人的飲食西化、肥胖人口大幅增加，這種文明病也跟著在台灣大行其道。

為什麼會得到胃食道逆流疾病？

要了解「胃食道逆流性疾病」的致病機轉，必須對人體的基本結構有些

認識。

在人體的消化道中，食道與胃交接的地方，稱為「賁門」；緊鄰賁門的食道壁內含有「括約肌」，負責防止胃酸自胃中逆流到食道之內。老化、緊張、抽煙、喝酒、飲用咖啡，攝取甜點、辣椒以及油膩的食物，往往會造成括約肌的鬆弛，使胃酸得以趁虛而入，倒流至食道，引起黏膜的發炎、糜爛，甚至潰瘍。此外值得注意的是，在人體賁門的外圍是被「橫隔膜」所圍繞，這是預防胃酸逆流的第二道關卡，如果橫隔膜老化鬆弛，或者經常嘔吐（如經常於酒後催吐或經常暈船造成嘔吐），會使賁門處的裂孔變大，喪失箝制作用，進而引起嚴重的胃酸逆流。同時，原本位在腹腔的

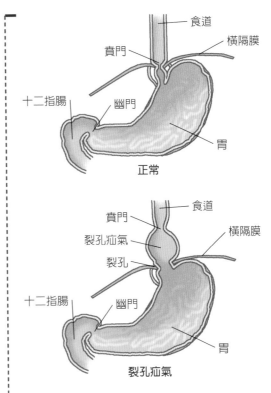

「裂孔疝氣」產生的機轉
橫隔膜的肌肉老化鬆弛，使裂孔變大，導致部分的胃向上跑至胸腔中，這些跑至胸腔中的胃就稱為「裂孔疝氣」。

胃，還可能有一部分向上位移至胸腔之內，造成所謂的「裂孔疝氣」。

胃食道逆流疾病有什麼症狀？

在臨床上，「胃食道逆流疾病」的症狀可謂「變化多端」，除了「溢酸水」和「火燒心」之外，患者還可能因為胃酸逆流至喉嚨，侵蝕咽腔黏膜及聲帶，引起咽喉疼痛及聲音沙啞；也有些病人因胃酸逆流至氣管，而引起咳

造成胃食道逆流的原因
- 賁門括約肌因為老化、緊張、抽煙、喝酒、藥物、飲用刺激性食物、甜點或油膩性食物而鬆弛。
- 橫隔裂孔因為老化、經常嘔吐而變大，胃酸因此大舉入侵。

胃食道逆流的症狀
- 溢酸水
- 胸口灼熱（火燒心）
- 容易嗝氣
- 吞嚥困難
- 胸口疼痛
- 咽喉疼痛
- 聲音沙啞
- 咳嗽
- 呼吸困難
- 氣喘

嗽、呼吸困難或氣喘；此外，還有不少患者因胸口灼熱、疼痛，而被誤以為是「狹心症」。

胃食道逆流疾病的診斷

在臨床上，醫師經常由病人的症狀作「胃食道逆流疾病」的初步診斷和治療。不過，有胃食道逆流疾病的患者最好還是接受一次胃鏡檢查，以了解食道受損的程度，並排除食道癌、胃癌、胃潰瘍、十二指腸潰瘍等重大疾病的可能性。除此之外，在臨床上，也可以藉「24小時食道酸鹼度的監測」，來診斷胃食道逆流。

胃食道逆流疾病的治療

「氫離子幫浦阻斷劑」可說是治療胃食道逆流疾病的仙丹，這類藥品可以有效的抑制胃酸，一般一天一粒，就可以讓胃酸清清如水，即使發生逆流，也像喝白開水一般，食道不致有什麼不舒服的感覺。此外，醫師也可能開立第二型組織胺拮抗劑來加強胃酸的抑制，或以胃乳或胃乳片來中和胃酸，改善症狀。同時，臨床上，可以使用「胃腸蠕動促進劑」來促進賁門括約肌的收縮及胃部的排空，以加強療效。

常用藥品說明

藥品	常用藥名	功能
胃乳片	健胃仙、立達賜康、氧化鎂、氫氧化鋁、碳酸鈣	中和胃酸
氫離子幫浦阻斷劑	耐賜恩、治潰樂、泰克胃通、百抑潰	阻斷胃酸分泌細胞（稱為壁細胞）的分泌作用
第二型組織胺拮抗劑	泰胃美、善胃得	抑制胃酸分泌細胞的分泌作用（效果較氫離子幫浦抑制劑弱）
胃腸蠕動促進劑	通平錠、摩舒胃清、胃明朗	促進賁門括約肌的收縮及胃排空

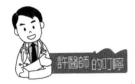

許醫師 的叮嚀

具有「胃食道逆流疾病」的患者，除了遵照醫師指示，按時服藥之外，在日常生活中還應該注意以下事項，以避免症狀的復發：

1. 少喝咖啡、濃茶、可樂等刺激性的飲料，並且避免食用辣椒、洋蔥、薄荷糖、較甜（如巧克力）或較油膩的食物。

2. 三餐只吃七分飽，並避免在睡前 1 小時內吃宵夜。

3. 每次吃飽飯後，避免馬上坐著看電視或躺平睡覺，應站起來散步個 10 分鐘以上。

4. 睡覺時，最好將床頭墊高 10～15 公分，以使食道的位置高過於胃部，減少胃酸逆流。

5. 隨時保持好心情，避免緊張、焦慮。

6. 戒煙及戒酒。

7. 有過胖的情形的病人應注意瘦身，以避免肥胖造成腹壓過大，誘發胃酸逆流。

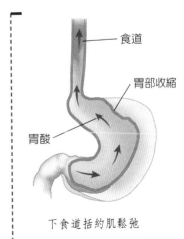

食道
胃部收縮
胃酸

下食道括約肌鬆弛

8. 不少藥物具有使下食道括約肌鬆弛之作用，如抗痙攣劑、鎮定劑、避孕藥、鈣離子阻斷劑等，逆流症狀持續、無法改善的患者，應請醫師檢視一下自己經常服用的藥物，看看是否該作調整。

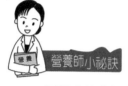

營養師小祕訣

預防溢酸方法

1. 不吃已知會引起心灼熱的食物
2. 避免油煎油炸食物
3. 避免甜食
4. 要少量多餐
5. 避免吃過東西後立刻平躺
6. 不要吃宵夜
7. 不要吸煙、嚼口香糖
8. 注意控制體重，避免過胖

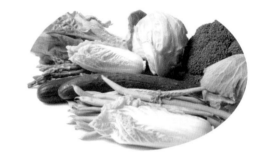

健康上菜

早餐	銀魚蛋花粥	1 碗
早點	奶粉	3 湯匙
	麥粉	3 湯匙

午餐	什錦湯麵	1 碗
	（瘦肉片、蝦仁、魚丸、小白菜）	
	葡萄	10 粒
午點	蘇打餅乾	3 片

晚餐	飯	8 分滿碗
	蔥燒鮭魚	1 片
	（60公克）	
	青花菜豆皮	1 碟
	炒菠菜	
	冬瓜湯	
	蘋果	1 個

飲食停看聽

食物種類	可食	忌食
五穀根莖類	五穀類及其製品，如：米飯、米粉、冬粉、麵條等。	糯米、紅豆、綠豆、蠶豆。
肉魚豆蛋類	• 嫩而無筋的瘦肉，如：雞、鴨、魚、豬、牛等。 • 蛋。 • 加工後的豆製品，如：豆漿、豆腐、豆乾、豆花等。	• 過老或含筋的肉類，如：牛筋、蹄筋等。 • 煎蛋、烹調過久的硬蛋。 • 未加工的豆類，如：黃豆、毛豆等。
奶類	不加糖奶類及優酪乳。	調味乳、煉乳及加糖奶製品。
蔬菜類	一般蔬菜及瓜果類。	洋蔥、番茄類食物以及其製品如番茄汁。
水果類	新鮮水果。	柑橘、柳橙汁、檸檬汁。
其他	蘇打餅乾、無糖果凍。	• 甜點：奶油蛋糕、蛋塔、月餅等又甜又油等點心。 • 油炸食物。 • 濃茶、咖啡、酒等。 • 碳酸類飲料，如汽水、可樂、沙士。 • 辣椒、胡椒、芥茉等刺激性調味品。 • 薄荷、巧克力。

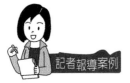

關鍵解析 ② 食道癌

李先生，52歲，是一家建設公司的工頭，平日工作時常抽煙、嚼檳榔。晚上收工後，喜歡找工人們一同喝酒聊天，樂在其中。四個月前開始，他在吃完肉塊、饅頭或米飯之後，有時會覺得胸口很悶，好像有東西哽在那兒，要喝幾口水，等東西下去了，才會舒服些。起初，因為發生的次數不多，他並不十分在意。但後來，狀況似乎愈來愈糟，吞嚥不順暢的情形經常發生，使他只好改吃稀飯，並且吃菜時，盡量細嚼慢嚥，直到把菜咬碎了再吞下。在家人的再三勸說下，他總算到了醫院，接受胃鏡檢查。結果，晴天霹靂，竟然是得了「食道癌」，而且醫生還說：「已經有鄰近的淋巴腺轉移了！」在歷經手術切除，以及化學治療後，他吞嚥困難的情形目前已獲得明顯改善，但仍需要定期到醫院接受追蹤治療。

　　食道長約25公分，是一條由肌肉形成的管狀結構，連接咽喉與胃部。在吞嚥食物時，食道壁的肌肉會作有規則的蠕動，把食物順利送入胃部。食道雖然是人體中一個不起眼的器官，許多人也往往忘了它的存在，但它可是食物由口腔進入胃的「必經之路」，如果不好好地疼惜，任由不良的飲食或生活習慣去傷害它，使食道癌在不知不覺中產生，占據了這個運送食物的「交通要道」，可就後悔莫及了！

為什麼會得食道癌？

　　食道癌發生的詳細機轉目前還不是很清楚，但很顯然地與「飲食生活習慣」脫不了關係。在眾多引起食道癌的原因中，最惡名昭彰的要算是酒精。長期酗酒的人得到食道癌的機會約是常人的18倍。浪漫的法國人發生食道癌的機率高居世界之冠，其主要的原因可能就是過於喜好美酒。除了酒精以

外，「抽煙」也會增加食道癌的發生率，研究顯示：癮君子得到食道癌的機率約為一般人的4倍。另外，值得一提的是：「吃檳榔」除了容易引起口腔癌，還會使食道癌的發生率提高5倍。在台灣的「紅唇族」往往除了愛吃檳榔之外，還同時有抽煙及酗酒的不良習慣，因此得食道癌的機率高達常人的數十倍。

在飲食方面，醃製（如醬瓜、香腸）、醃燻（如烤肉、醃肉）或過燙（如熱湯及熱茶）的食物對食道癌的發生可能也扮演重要的角色；相反地，蔬菜及水果等富含維生素A及C的食物有助於食道癌的預防。而食道癌也與許多癌症一樣，好發於年長者，同時偏好男生。此外，食道癌也較容易發生於有胃食道逆流疾病的病人。因為長期的胃酸逆流，會使下食道的黏膜「變性」為「胃上皮」或「腸上皮」，這就是著名的「巴瑞氏食道症」，具有這種變種上皮的人，得到食道癌的機會是常人的40倍。

食道癌有什麼症狀？

食道癌的主要症狀是「吞嚥困難」，有些人還會覺得喉頭有異物感、胸口不舒服。食道癌所引起的吞嚥困難是「漸進性」的：剛開始時，在吞米飯等固體食物的時候會覺得食物哽在胸骨後方，因此病人在吃飯時常常會多喝湯來軟化食物，或改吃稀飯；在過一段時間之後，病人會連吃稀飯都有困難，因而改吃牛奶及湯等流質飲食。如果這個時候還不去就醫，等腫瘤大到把整個食道塞住，病人連喝一口水都會馬上吐出來，那可就病入膏肓，事態嚴重了！

食道癌的症狀

- 吞嚥困難
- 吞嚥時胸口疼痛
- 喉頭有異物感
- 胸口或背部不舒服
- 胃口不佳
- 體重減輕

食道癌的診斷及治療

食道癌的診斷主要靠胃鏡檢查。早期的食道癌可以藉胃鏡或手術予以完全切除，但是如果腫瘤侵犯到

附近的氣管及肺臟，或轉移到附近的淋巴結，就必須考慮併用放射線治療及化學治療。對於有吞嚥困難而已經無法開刀的食道癌病患，可以考慮放置「支架」於腫瘤阻塞處，以維持食道的通暢及病人的口腹之欲，再加上放射線及化學治療來抑制癌細胞的生長。

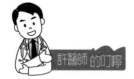

食道癌往往是「吃出來」及「燻出來」的，想要預防食道癌應該：

1. 遠離煙、酒及檳榔三大禍首。
2. 少吃醃製或發霉過的食物。
3. 讓熱湯、熱茶或熱咖啡稍微涼一些再喝。
4. 多吃蔬菜及水果等富含維生素A及C的食物。
5. 如果有胃食道逆流的情形，必須好好治療。

此外，任何程度的「吞嚥困難」都可能是上帝捎來的警訊，切不可掉以輕心，務必立刻找胃腸科醫師查個明白才行！

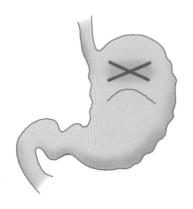

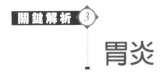

胃炎

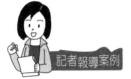

建華，21歲，就讀某國立大學三年級。上大學之後，他生活很不規律，經常打電玩，到凌晨三、四點才上床睡覺。經常沒有吃早餐，有時午餐也懶得吃；到了傍晚肚子很餓，吃起東西來，就狼吞虎嚥。遇到期中或期末考時，為了熬夜提神，猛喝咖啡，同時不停點根煙抽，放鬆心情。

最近半年，他常覺得胃不舒服，有上腹部的悶痛及飽脹感。雖然曾到藥房買胃藥吃，疼痛情況非但沒有改善，還越來越嚴重。他打電話回家訴苦，媽媽立刻從台北趕到高雄帶他到醫院作胃鏡檢查，結果醫師診斷是慢性胃炎，需要服藥治療，同時叮嚀應吃飯定時定量，少碰咖啡、茶葉等刺激性的飲料，並且告誡他要作息正常，減少熬夜，戒除煙酒。

緊張的工作步調、頻繁的交際應酬與巨大的競爭壓力常為現代年輕人的生活寫照，也使許多人年紀輕輕，就罹患「胃炎」，而經常覺得胃部不適、打嗝、悶痛。同時，由於醫療的進步，人類的平均壽命大幅延長，一些好發於銀髮族的慢性病也大為盛行。而活得愈久，老化引起的毛病愈多，許多銀髮族的朋友常因此成了藥罐子，自己的胃部也經常承受許多藥物的刺激，引起黏膜傷害，成了「胃炎」的犧牲者！

為什麼會得胃炎？

臨床上，常依症狀發生的時間長短把胃炎分為兩類：急性胃炎和慢性胃炎。急性胃炎常是因為一下子喝太多酒、吃太多辣椒、喝太多檸檬汁、吃止痛藥、食物中毒或遭逢重大變故所引起，病患常會感到上腹劇痛、噁心、嘔吐，甚至有盜汗、虛脫的情形。雖然急性胃炎突然發生的時候很可怕，肝腸

胃炎的症狀
- 上腹疼痛
- 上腹脹
- 噁心、嘔吐
- 上腹悶悶的
- 上腹酸酸的
- 嗝氣

寸斷，宛如世界末日的到來，但經過幾天的休養生息之後，很快地症狀就會消失的無影無蹤。

至於慢性胃炎，常因幽門螺旋桿菌感染、長期服用止痛藥（如 Voren、Naproxen、阿司匹靈）、抽煙、酗酒及長期的生活習慣不佳，壓力過大所引起。病患常覺得胃部悶悶的很不舒服，而且稍微吃一點就很脹，有時還容易有疼痛、嗝氣的情形。雖然症狀不像急性胃炎那樣可怕，但往往不時來犯，揮之不去，令人不堪其擾。

胃炎的診斷

如果病人只是偶然的上腹悶痛，可以不必看醫生，但是如果是突然間的上腹劇痛，或胃部的疼痛期間大於 1 個月，還是得找醫生一查究竟，以排除胃穿孔、胃癌或胰臟癌等重大疾病。對於被懷疑有急性胃炎或慢性胃炎的病患，醫生常常會建議作個胃鏡檢查。在胃鏡下，急性胃炎病患的胃常有多處黏膜紅腫、出血的情形；而慢性胃炎的病患常常胃黏膜有廣泛性的小紅斑，偶然可以見到一些小出血點，如果胃炎的時間過久，胃黏膜會有萎縮的情形，便會失去原來應有的光澤。

胃炎的治療

當胃部發炎時，應讓長年辛勞的胃好好休息一下！急性胃炎首先可以先讓胃淨空個半天，不要吃固態的食物，只喝點白開水或冷的運動飲料，以補充水分；此外，可以吃點胃乳片，中和胃酸。而後，再以漸進性的方式喝點流質飲食或吃點稀飯；在經過一、兩天的休養生息之後，再開始吃乾飯及一般飲食。千萬要注意不可再喝酒、抽煙或吃止痛藥，同時要避免吃辣椒或喝咖啡、濃茶、檸檬汁等具有刺激性的食物，以免讓受傷的胃雪上加霜！

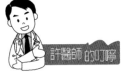

經常為胃炎所苦的病患應該注意以下事項：

1. 在接受胃鏡檢查時，請醫生順道檢驗一下胃裡是不是有「幽門螺旋桿菌」在作怪。如果有的話，最好吃藥把這個引起慢性胃炎的罪魁禍首趕盡殺絕，減少胃的傷害。

2. 如果有因慢性關節炎須長期服用止痛消炎藥，或因預防中風及心臟病須長期使用阿司匹靈的胃炎病患，可以與醫師商量，改用第二代的消炎止痛藥（如希樂葆〔Celebrex〕）或阿司匹靈的代用藥品（如保栓通），來避免胃黏膜的損傷。同時，也可以在吃消炎藥時，使用「氫離子幫浦阻斷劑」來保護自己的胃。

3. 時時保持好心情，盡心盡力做每件事，養成「凡事盡其在我，得失無動於衷」的良好習慣；同時，凡事應作正向思考，經常擁有一顆感恩的心，如此，才能讓你笑口常開，大幅減輕胃的壓力。

4. 戒煙、戒酒。

5. 每天如果能有20分鐘以上的運動，可以讓你紓解壓力，同時可以增進胃的功能。

6. 三餐定時定量。

7. 少吃辣椒、胡椒、芥茉、檸檬、葡萄柚、鳳梨、咖啡及濃茶等刺激性的食物。

8. 多吃蔬菜和水果，以增加胃黏膜的抗氧化能力；少吃醬瓜、鹹魚、香腸、臭豆腐等醃製過的食品。

胃炎是現代人常有的文明病，生活規律、戒除煙癮、樂觀開朗、少吃止痛藥品及不要暴飲暴食是擺脫這個文明病最好的不二法門！

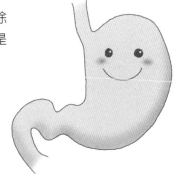

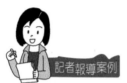

關鍵解析 4

消化性潰瘍

史女士，72歲，有多年的高血壓及糖尿病，曾發生心肌梗塞，心臟科醫師開了阿斯匹靈給她長期服用，希望能避免再次的心肌梗塞。原本她服用了幾個月都還相安無事，直到一個月前，她不慎摔倒，四腳朝天，屁股著地，起身後，感到下背異常疼痛，被送到醫院治療。骨科醫師在檢查後，告訴她脊椎骨有壓迫性骨折，開了一些止痛藥給她。在吃了兩天藥之後，背痛雖然改善了，但上腹部卻覺得有些悶痛不舒服，在解了一次黑色的大便後，她突然覺得天昏地暗，頭暈不適，冷汗直流。家人急急忙忙地把她送到醫院急診，結果接受胃鏡檢查後，發現胃部有20個以上、大小不一的潰瘍，同時有一個大的潰瘍還正在飆血呢！醫師說這八成是「阿斯匹靈」和「止痛藥」引起的潰瘍，在積極的局部注射與電燒治療後，她的潰瘍出血總算給止住了。而後，經過5天的藥物治療，康復出院。

消化性潰瘍就是一般常說的「胃潰瘍」及「十二指腸潰瘍」，這兩種潰瘍的成因主要是由於原本要來消化食物的「胃酸」和「胃蛋白酶」傷害了胃壁或腸壁，使得胃腸表面腐蝕受損，進而形成潰瘍。由於造成這類潰瘍的禍首（胃酸和胃蛋白酶）原本是負責消化作用的，所以就把它們稱為「消化性潰瘍」。在台灣，大約有10%的人曾患有消化性潰瘍。

為什麼會得消化性潰瘍？

人體的胃是個偉大的「抗酸英雄」，由於胃蛋白酶只有在酸性環境下才能發揮作用，來消化蛋白質，所以胃經常要分泌大量胃酸來輔助胃蛋白酶，同時還要長期浸泡在胃酸裡，默默工作。這位大英雄為了保護自身的安全，會分泌許多「胃黏液」，附著在胃上皮的表面，讓胃穿上一層「防護衣」，來

抗拒胃酸的腐蝕。但是，如果我們沒有好好寶貝自己的胃，沾染到一些生活上的壞習慣或被細菌所感染，便可能引狼入室，造成胃黏液的分泌減少以及胃上皮的破壞，引發潰瘍的產生。

而在眾多的胃破壞份子中，最惡名昭彰的要算是「幽門螺旋桿菌」了，它和75%以上的胃潰瘍及90%以上的十二指腸潰瘍形成脫不了關係。排名第二的胃破壞份子是「消炎止痛藥」，如治療關節炎及腰酸背痛常用的「非類固醇性止痛劑（如Indocid、Naproxen、Voren等）」，預防心肌梗塞及中風的阿司匹靈，對胃腸壁都有極大的殺傷力。另外，「煙」裡的尼古丁也會誘發潰瘍的產生和抑制潰瘍的癒合；而「酒」當然也是胃壁的破壞份子，可以引起胃發炎、出血，甚至糜爛。其次，像老化、慢性疾病、焦慮、緊張和悲傷都可能降低身體的防禦能力或促進胃酸的分泌，引發潰瘍。至於咖啡、濃茶及辛辣刺激性的食物雖然不至於引起潰瘍，但有可能使患者的症狀加劇，具有「雪上加霜」的效果。

消化性潰瘍有什麼症狀？

「上腹痛」是消化性潰瘍最常產生的症狀。一般而言，在餓的時候，十二指腸潰瘍特別苦痛難耐，病人經常在半夜痛醒；但在吃過一些東西之後，疼痛往往會獲得改善。而胃潰瘍則恰恰相反，不吃東西還好，一旦吃了東西，上腹疼痛反而常會加劇，令人坐立難安。

如果消化性潰瘍愈來愈深，最後吃到了胃壁裡的血管時，便會引起潰瘍出血，病人就可能出現口吐鮮血或吐出咖啡色血渣的情形，同時也可能解出黑如柏油的大便。而消化性潰瘍最可怕的併發症就是潰瘍「吃穿」胃壁或腸壁，引起胃穿孔或腸穿孔，使胃液大量流入到腹腔內，引起腹膜炎，這種病人如果不馬上開刀，很可能會致命。

消化性潰瘍的症狀

- 上腹疼痛
- 上腹脹
- 食欲不振
- 噁心、嘔吐
- 吐血
- 解黑色大便
- 體重減輕

消化性潰瘍的診斷

「胃鏡檢查」是目前診斷消化性潰瘍最有效的工具，任何胃潰瘍和十二指腸潰瘍在胃鏡直視下，都可以一覽無遺，無所遁形。同時，在作胃鏡時，還可以順道取一小塊胃組織，檢查看看是否有幽門螺旋桿菌藏匿其中。至於怕作胃鏡的人，可以花一些錢，選擇在麻醉狀態下，作「無痛胃鏡檢查」；或以喝顯影劑的方式，作「上消化道攝影檢查」，來偵測消化性潰瘍。

消化性潰瘍的治療

目前潰瘍的治療已有非常有效的藥物，如效果最強的「質子幫浦抑制劑」（像泰克胃通、耐賜恩、治潰樂、百抑潰），只要一天服用一顆，胃酸分泌便會大幅減少，可使令人痛徹心扉的疼痛很快地消失得無影無蹤。此外，患者也可以服用「第二型組織胺受體拮抗劑」（如泰胃美），它們同樣具有不錯的抑酸作用，效果也相當良好。

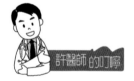

許醫師 的叮嚀

潰瘍雖然易治，最令人頭痛的還是它具有相當高的復發率，所以有人說：「一日潰瘍，終生潰瘍。」想要完全脫離消化性潰瘍的夢魘，必須要作到以下幾點：

1. 生活規律，經常保持愉快的好心情。
2. 三餐定時定量，不要讓胃餓太久。
3. 少喝咖啡、濃茶等具有咖啡因的飲料，少吃辣椒、胡椒、芥茉、咖哩、檸檬、鳳梨等辛辣、刺激或較酸的食物。
4. 戒煙、戒酒。
5. 減少吃傷胃性藥物，如阿司匹靈、非類固醇性消炎止痛藥及類固醇等藥品。
6. 根除幽門螺旋桿菌：大部分的消化性潰瘍都與胃裡的蟲蟲危機有關，因此所有具消化性潰瘍的人都應該接受幽門螺旋桿菌的檢測。如果有此細菌，絕不能手下留情，務必將其趕盡殺絕，才能真正脫離午夜被痛醒的夢魘！

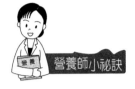

營養師小祕訣

防治潰瘍

1. 細嚼慢嚥。進餐時要盡量放鬆身心。

2. 定時定量。

3. 少量多餐，每餐食物中最好都含有蛋白質豐富的食物（如：奶、蛋、肉、魚類、豆製品等）和脂肪的食物，不要純吃澱粉的食物。

4. 飲食應含有足夠營養且無刺激性，少喝咖啡、濃茶等具有咖啡因的飲料。少吃辣椒、胡椒、芥末、咖哩、檸檬、鳳梨等辛辣或酸性、纖維過多的食物。

5. 戒煙、戒酒。

6. 生活要有秩序，不要熬夜，減少無謂的煩惱，心情保持愉快。

健康上菜

早餐	蛋花麥片粥	1碗
早點	微甜豆花	1碗

午餐	香菇雞肉粥 （雞腿肉、香菇末）	1碗
	蓮霧	2個
午點	薏仁湯	1碗

晚餐	海鮮細麵 （蝦仁、勿仔魚、 小白菜少許）	
	木瓜	1片
晚點	低脂奶	1杯

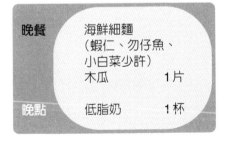

飲食停看聽

食物種類	可食	忌食
奶類及其製品	不加糖奶類及其製品。	調味乳、煉乳及加糖奶製品。
肉、魚、蛋類	• 嫩而無筋的瘦肉，如：雞、鴨、魚、豬、牛等。 • 肉臟。 • 海產。 • 蛋。	• 過老或含筋的肉類，如：牛筋、蹄筋等。 • 煎蛋，烹調過久的硬蛋。
豆類及其製品	加工後的豆製品，如：豆漿、豆腐、豆乾、豆花等。	未加工的豆類，如：黃豆、毛豆等。
蔬菜類	嫩而纖維低的蔬菜及瓜果類。	• 粗纖維多的蔬菜，如：竹筍、芹菜等。 • 蔬菜的梗部、莖部和老葉。
水果類	• 去皮、去籽的水果，如：木瓜、楊桃、梨、蘋果等。 • 新鮮果汁。	酸度過高或含皮、籽、纖維多的水果，如：蕃石榴、檸檬、鳳梨等。
五穀根莖類	五穀類及其製品，如：米飯、米粉、冬粉、麵條等。	糯米、紅豆、綠豆、蠶豆。
油脂類	均可。	無。
調味品	鹽、醬油、味精、醋等。	辣椒、胡椒、芥茉、咖哩、蒜頭、沙茶醬等刺激性調味品。
點心類	蘇打餅乾。	甜點，如：甜餅乾、紅豆湯、綠豆湯、糯米點心等。
其他	無糖果凍。	• 油炸食物。 • 烤製太硬的食物，如：烤雞的雞皮。 • 濃茶、咖啡、酒等。

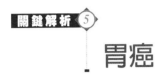

關鍵解析 5

胃癌

胃癌是全世界造成癌病死亡的第二大原因，僅次於肺癌。在台灣，胃癌也名列癌病死亡的前十大原因之一，每年約有兩、三千位國人會因胃癌而死。胃癌之所以具有高死亡率，令人聞之變色，主要是因為發現得太晚，因為早期胃癌往往沒什麼症狀，當病人因吐血、解黑便或體重減輕而登門求醫時，癌細胞往往早已四處擴散，難以駕馭了！

為什麼會產生胃癌？

胃癌形成的原因雖然至今仍不十分清楚，但很顯然與飲食生活習慣及幽門螺旋桿菌感染息息相關。許多研究顯示：常吃醃漬或醃燻食物的人容易得到胃癌。因為臘腸、香腸、火腿等醃漬的食物裡常含有硝酸鹽，可以在胃中被還原成亞硝酸鹽，再形成具有致癌性的亞硝酸胺。而醃燻的食物裡常含有「多環碳化合物」，也是赫赫有名的致癌物質。此外，醬菜、鹹魚等鹽醃的食物裡含有大量的鹽分，容易引起胃黏膜的萎縮老化，促進胃癌的產生。近年來，幽門螺旋桿菌也被發現是導致胃癌的重要元凶之一，被幽門螺旋桿菌感染的人得到胃癌的機會高達常人的4倍。另外有研究發現：少吃蔬菜水果的人較容易得到胃癌，這可能是因為新鮮蔬果中含有大量的維生素C、維生素E及 β-胡蘿蔔素，它們具有強大的抗氧化能力，可以抑制致癌物質的活化。

除了外在因素之外，個人的遺傳特質也會影響到胃癌的發生。如血型為A型的人比較容易得到胃癌，同時血親中有胃癌的人得到胃癌的危險性為血親中沒有胃癌的人的兩倍。

胃癌有什麼症狀？

　　早期的胃癌，坦白說沒什麼症狀，常是在健康檢查時，作胃鏡時意外發現的。有些人雖然在癌病早期可能出現輕微的上腹悶痛或食欲不振，但症狀和胃炎常常沒有什麼兩樣；到了胃癌的中期或晚期，病人可能出現持續的上腹疼痛、噁心、嘔吐、解黑便或頭暈無力，但症狀和胃潰瘍或十二指腸潰瘍也十分相似，非常沒有特異性，所以常被病人忽略。

胃癌的診斷

　　「胃鏡檢查」是胃癌診斷工具的首選，在胃腸科醫師的細心觀察下，絕大部分的胃癌都無所遁形，其診斷的正確率可以達到95%以上。上消化道X光檢查雖然也可以作為胃癌的篩選工具，但是對於早期胃癌的偵測能力還是比胃鏡遜色許多。

胃癌的治療

　　胃癌的治療還是以手術治療為主，早期的胃癌在手術切除之後，5年的存活率可以達到95%以上；中期的胃癌手術治療效果也還算不錯。對於有淋巴腺轉移的高危險群，醫生還常會再給予手術病人輔助性的化學治療或標靶治療，以期斬草除根。近年來，由於內視鏡治療技術的進步，對於局限於胃表層的胃癌，目前已可以經由胃鏡來切除（稱為「內視鏡黏膜切除術」及「內視鏡黏膜下層剝離術」），效果與手術切除旗鼓相當，對於還患有許多慢性病、經不起一般手術治療的病人而言，不啻是一大福音！

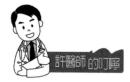

許醫師 的叮嚀

如果想預防黏膜萎縮及胃癌產生，打一場漂亮的「保胃戰」，必須牢記以下原則：

1. 清除幽門螺旋桿菌。幽門螺旋桿菌可以引起慢性胃炎、胃萎縮及胃癌的發生，因此去除幽門螺旋桿菌將有助於預防胃癌的產生。
2. 多吃蔬菜及水果。特別是花椰菜、高麗菜、芥菜、青椒、胡蘿蔔、柳橙、番茄、西瓜、葡萄、葡萄柚、芭樂、小麥胚芽等，富含維生素 C、維生素 A 及維生素 E 等抗氧化劑的食品。
3. 少吃含高鹽分的食物，如鹹魚、鹹蛋、醬瓜。
4. 少吃醃漬的食品，如臘腸、香腸、火腿。
5. 少吃醃燻的食品，如烤肉、醃肉，以避免攝入過多的致癌物質。
6. 不抽煙、不酗酒，以減輕胃的負擔，避免胃部的傷害。

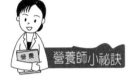

營養師小祕訣

預防胃癌

1. 不吃「高鹽（如鹹魚、鹹蛋、醬瓜）」、「醃漬（如臘腸、香腸、火腿）」及「醃燻（如烤肉、醃肉）」的食品。
2. 不抽煙、不酗酒。
3. 攝取富含維生素 A、C、E、β-胡蘿蔔素等抗氧化的蔬果，特別是花椰菜、高麗菜、芥菜、青椒、胡蘿蔔、柳橙、番茄、西瓜、葡萄、葡萄柚、芭樂、小麥胚芽等。
4. 胃切除手術後的飲食應自全流質少量多餐，慢慢進展到軟而固體的食物，其進展的程度，視病患恢復及適應的情形而定。但需避免過油及過於粗糙的食物，如炸雞、鳳梨、竹筍等食物。
5. 胃切除手術後，尤其是半胃切除加上胃空腸吻合手術病人，易產生傾食症候群。通常在進食後 10～15 分鐘發生，會出現腹脹、噁心、痛性痙攣、腹瀉、暈眩、虛弱、脈搏加快、出冷汗等症狀。進食後立刻平躺，可減緩症狀，而在飲食方面則避免任何加糖食物及含酒精飲料，採用少量多餐方式，進餐時避免喝湯或飲料。可在餐前、餐後 1 小時或兩餐中間飲用液體。進餐時，可採半坐半臥的姿勢、餐後平躺 20～30 分鐘，以減緩胃排空速度。
6. 少數胃切除病人在進食後，會發生胰島素不正常的分泌，而在 1～2 小時出現虛弱、出汗、飢餓、噁心、焦慮、震顫等症狀，此為低血糖的現象，應立即食用糖水，使血糖恢復正常。而在飲食方面，應採少量多餐，避免食用濃縮的甜食來刺激低血糖反應，如小西點餅乾、蛋糕和冰淇淋等。

健康上菜

早餐	低脂奶	1杯
	菜包	1個
早點	新鮮果菜汁	1杯

| 午餐 | 餛飩麵 | 1碗 |
| 午點 | 紅棗麥片粥 | 1碗 |

晚餐	翡翠鯛魚粥	1碗
	（菠菜泥、鯛魚肉）	
	蘋果	1個

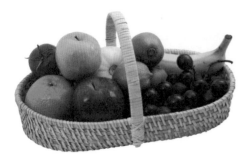

關鍵解析 ⑥「一清、二多、三少、四不」的青春密碼

胃老化

　　「胃」是人體的「研磨大師」，各式各樣的食物必須經過胃壁的研磨及胃液的作用之後，才會變為半液態「食糜」，而後進入小腸中作進一步的消化和吸收，進而成為人體的營養物質。值得注意的是，胃也是人體的「除菌英雄」，經口攝入的有害細菌，在經過一大鍋胃酸的「酷刑伺候」以及胃蛋白酶的「分解支離」之後，大多數都會形消骨毀，消失於無形。

　　然而，當一個人超過35歲之後，體內抗氧化物質的產量便會逐漸減少，各種修復功能開始變差，除了在外表上會出現皮膚萎縮、喪失彈性、產生暗沉以及皺紋的問題之外，體內的各種器官也會產生種種「老化」的現象，例如胃的蠕動會趨於緩慢，胃黏膜可能出現萎縮及轉化為腸上皮的情形，於是有些人會出現胃酸的分泌量減少、消化不良、維生素 B_{12} 吸收不足、貧血，以及細菌入侵的重大問題。一些臨床研究顯示：約有10%的重度胃黏膜萎縮之病人，15年後會衍生出致命的胃癌來。因此，如果想要活得光彩，健康常在，務必「內外兼修」，作好體內的抗老化工作。

胃老化的原因

　　而在生活中有許許多多的因素會加速胃的氧化和老化，例如高鹽分的食品（如醬菜、鹹魚、鹹鴨蛋）、醃漬的食物（如豆腐乳、臭豆腐、香腸及臘肉）、煙燻的魚肉、抽煙、酗酒、生活壓力、幽門螺旋桿菌的感染以及消炎性藥物等等。含鹽量高的食物及幽門螺旋桿菌可破壞胃的上皮細胞，引起局部的發炎反應，並在胃內產生大量的自由基及連鎖性的過氧化反應。有許多研究顯示：高鹽的食品及幽門螺旋桿菌感染會導致胃黏膜的萎縮。而醃製或煙燻的食物，裡面常含有較多的硝酸鹽，在胃內產生一些化學變化之後，可

能產生具有致癌性的亞硝酸胺，對胃造成傷害。而經常食用大量蔬菜和水果的人，因為每天攝取了大量的維生素C、維生素E、β-胡蘿蔔素、異黃酮素、原花青素及番茄紅素等抗氧化物質及青春元素，所以可使體內迅速清除大量的自由基，並讓胃癌的發生率降低約30%。

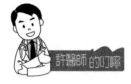

一清、二多、三少、四不

許醫師的叮嚀

如果想要為「青春永駐」打一場漂亮的「保胃戰」，並減少胃黏膜萎縮及胃癌的產生，必須牢記「一清」、「二多」、「三少」、「四不」的胃部「青春密碼」，以下作一個簡要的說明：

一清

清除「幽門螺旋桿菌」。許多研究顯示幽門螺旋桿菌是引起胃潰瘍、十二指腸潰瘍的主因，同時也是導致胃癌的重要因素，因此受感染的人最好能找醫師解決胃內的「蟲蟲危機」。

二多

多吃「蔬菜」及「水果」，特別是花椰菜、青花菜、高麗菜、芥菜、青椒、柳橙、番茄、西瓜、葡萄、葡萄柚、芭樂、小麥胚芽、杏仁等富含維生素、異黃酮素及番茄紅素的食品。

三少

少吃「高鹽」、「醃漬」及「煙燻」的食品，以避免攝入過多的致癌物質。

四不

不抽煙、不酗酒、不煩憂、不隨意服用消炎藥品。研究顯示：癮君子得到胃癌的機會約為不抽煙者的兩倍；而酒精則會導致急性胃炎，甚至胃出血；同時過度的壓力將會干擾體內的神經、內分泌及免疫系統，使人體的自由基大量增加，引起老化加速；至於阿司匹靈類的消炎藥物，則會阻斷胃黏膜中具有保護作用的前列腺素的生成，使得胃黏膜再生能力減弱、重碳酸鹽分泌減少，並讓胃內血液循環變差，導致潰瘍的產生。以上種種會加速胃老化的內在及外在因子，一定要避而遠之，才能讓你的胃風華恆存，輕鬆零負擔。

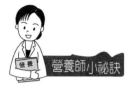

如何顧胃？

1. 修正不良飲食習慣、細嚼慢嚥、三餐應定時定量，若有腸胃不適的症狀時，應以少量多餐為原則。

2. 避免太油、太鹹、太辣、太酸、產氣食品及會刺激胃腸道的食物（例如地瓜、洋蔥、辣椒、糯米等）；以軟質食物為主。

3. 不抽煙、不酗酒、不隨意服用消炎藥品。

4. 多吃「蔬菜」及「水果」，特別是富含維生素、異黃酮素及番茄紅素的食品。

5. 以不需用油的烹調方式為主，例如：蒸、滷、水煮。

6. 注意飲食衛生。

飲食停看聽

食物種類	可食	忌食
五穀根莖類	米飯、麵、蘇打餅乾。	糯米、紅豆／綠豆湯。
肉魚豆蛋類	豆漿、豆腐、蒸蛋、新鮮魚肉、無皮無筋的嫩瘦肉。	鹹魚、鹹鴨蛋、豆腐乳、臭豆腐、香腸及臘肉、煙燻的魚肉。
奶類	大量牛奶（高蛋白）與鈣質會增加胃泌素分泌，導致胃酸也增加，建議適量飲用即可。	
蔬菜類	低纖維的葉菜、過濾的蔬菜汁，避免粗纖維的蔬菜。	竹筍、蔬菜梗莖、芹菜、韭菜、醬菜。
水果類	去皮、籽的水果或過濾的果汁，避免甜度高或酸度高的水果。	鳳梨
其他		• 酒、咖啡、濃茶。 • 咖啡因飲料、碳酸飲料。 • 辛辣調味品。 • 甜食糕餅、蜜餞。

健康上菜

| 早餐 | 三明治 | 1個 |
| | 豆漿 | 1杯 |

| 午餐 | 什錦湯麵 | 1大碗 |
| | 蘋果 | 1個 |

晚餐	白飯	1碗
	滷雞腿	1隻
	紅燒豆腐	1碟
	炒青花菜	1碟
	冬瓜蛤蜊湯	1碗
	西瓜	1片

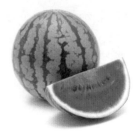

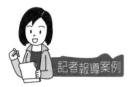

關鍵解析 7

腸躁症

記者報導案例

金小姐，24歲，年輕貌美，是某國際貿易公司的總經理秘書。她從小胃腸就不好，經常有腹部絞痛及腹瀉的情形，尤其遇到考試或壓力大的時候，誇張到一天要上二、三十次廁所，但是每次就解那麼一點點，而才剛上完廁所，又想去大便，好像永遠也解不乾淨。奇怪的是，隔了一段時間，腹瀉又會轉變成便祕，而且要三、四天，甚至一個星期才解一次糞便。雖然她曾到藥房買一些軟便劑來使用，似乎效果不彰。而除了胃腸不好之外，她還常有胸悶、喘不過氣、手腳冰冷、失眠的情形，雖然曾到過許多家醫院作過大大小小的檢查，包括血液、糞便、胃鏡、大腸鏡等等，都找不到明顯異常的地方。最後，醫師診斷她得到的是「腸躁症」。

焦躁的人常有著「不安定的腸子」，因為人在「鬧情緒」，腸會「不高興」！據統計，在台灣平均每10人就有一人罹患「腸躁症」，其中又以20～35歲的年輕粉領族發生率最高，想想看你（妳）是不是經常有腹痛、腹脹及便祕或腹瀉的情形呢？也許你（妳）就是那其中的1/10！

什麼是腸躁症？

腸躁症是一種最常見的腸道「功能性疾病」，常發生在自我要求高、情緒緊張、愛鑽牛角尖的人身上。它的特徵是肚子經常疼痛或脹氣，同時伴隨有腹瀉或便祕，而肚子的不舒服常在排便後得到紓解。有些人一緊張就拉肚子；有些人壓力一來就幾天沒大便，肚子絞痛難耐，這些表現都是「腸躁症」的徵兆。

腸燥症的症狀
- 腹部疼痛
- 腹脹
- 便祕
- 腹瀉
- 糞便上帶有黏液
- 老覺得糞便沒解乾淨

為什麼會產生腸躁症？

引起腸躁症的原因主要是由於焦慮、憂鬱、緊張的心情造成腸道蠕動功能的不協調，有時候產生痙攣性收縮，引起肚子痛和拉肚子；有時候腸子「不動如山」，因而引起便祕或腹脹；此外，還有少數的人是因為腸道「過度敏感」，稍微吃點東西，胃腸撐大一些，就覺得脹痛不適。整體而言，腸躁症常常是因為病人的情緒管理不佳，引起腸子鬧情緒，變得焦躁不安。

腸躁症有什麼症狀？

腸躁症常見的症狀包括腹痛、腹脹、便祕、腹瀉、解水便或糞便上帶有黏液。病人在排便後，常會覺得舒服許多。有些病人一天已經上好幾次廁所了，仍覺得糞便好像沒有解乾淨，還想去上廁所。

腸躁症的診斷

腸躁症是一種腸道的功能性障礙，醫生主要是依據病人的臨床症狀作初步診斷，而後再安排血液、糞便、X光或腸鏡檢查，來排除腸道感染、發炎及癌症等實質性毛病後，再作出確定診斷。

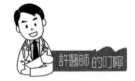

腸躁症的治療

腸躁症是腸道的慢性疾病，治療的目標以「減輕症狀」及「恢復正常生活」為主。基本上，我們可以從減壓、調整飲食、改善生活習慣及藥物四方面來治療腸躁症：

1. 減壓：崇尚「完美主義」的人常常帶給自己及他人許多壓力，也常會出現焦慮、憂鬱、失眠、心悸、腹痛及排便異常的情形。如果我們能夠常作「正向思考」，對事業或學業的得失不要看得太重，全力以赴，隨遇而安，胃腸自然不會承受太多壓力。

2. 調整飲食：「便祕型」的腸躁症患者要多喝水，並且多攝取一些高纖低脂的食品（如蔬菜、水果、五穀米）；「腹瀉型」的腸躁症患者要避免喝咖啡、濃茶以及含糖飲料，並且少吃辛辣的食物，來減少腸道的刺激。

3. 改善生活習慣：三餐定時定量、吃七分或八分飽就好；同時要有規律的生活，戒除煙酒。每天最好能作20分鐘以上的輕度或中度運動。因為運動可以舒緩壓力，並有助腸道的正常蠕動。

4. 藥物：對於病情比較嚴重的腸躁症患者，醫生常會視其症狀給予適當的藥物來加以治療。如開立止瀉藥（如 Buscopan、Sesden、Transcolon）來放鬆腸道的平滑肌，減輕腹痛；另外，對便祕的患者，醫生常會幫患者補充纖維質（如 Normacol、Konsyl），來幫助排便。同時，也可以給予酵素及益生菌來幫助消化，消除脹氣，或藉抗憂鬱劑來降低腸道神經的焦躁度。

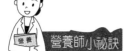

整腸小祕訣

1. 均衡的飲食、規律的進食時間。

2. 避免吃大餐與狼吞虎嚥：如果吃大餐會造成腹部絞痛或腹瀉，可改為三餐的量都減少或少量多餐（每天4到5餐）。吃太快會吞下空氣，造成脹氣，因此用餐時最好細嚼慢嚥。

3. 減少或避免會誘發、加重症狀的食物：乳類、酒精，含咖啡因的咖啡、茶、可樂，碳酸飲料（如蘇打）。嚼口香糖會吞下空氣，造成脹氣，最好避免。

4. 針對以便祕為主要症狀的腸躁症：多攝取高纖維蔬果，但一次不要攝取太多纖維，以免脹氣。

5. 針對以腹瀉為主要症狀的腸躁症：避免攝取含山梨醇的食物（如口香糖、甜點中之代糖），有乳糖不耐症患者要避免攝取含乳糖食物。

6. 個人對各種食物的反應不一，觀察可能會引起症狀的食物以避免攝取。

7. 每天喝6至8杯開水：尤其腹瀉患者更需要補充水分。

8. 規律運動，適當的睡眠。

健康上菜

| 早餐 | 銀魚五穀粥 | 1 碗 |
| 早點 | 新鮮果菜汁 | 1 杯 |

| 午餐 | 青菜肉絲麵 | 1 碗 |
| 午點 | 麵茶 | 1 碗 |

晚餐	飯	3/4 碗
	清蒸魚	半尾
	滷麵腸	半碟
	炒菠菜	1 碟
	西瓜	1 片

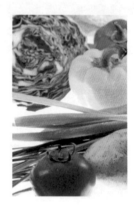

關鍵解析 ⑧

乳糖不耐症

　　你喝鮮乳會拉肚子嗎？請別為了成為牛奶的絕緣體而神傷，因為世界上大約有50%的人與你同病相憐，一樣有「乳糖耐受不良」的情形。這種基因缺陷的毛病尤其好發於亞洲及非洲人，研究顯示有高達95%的亞洲人具有程度不一的乳糖不耐問題；不過上帝似乎有點偏心，這種問題在歐美的白人發生率較低，約只有15%。

為什麼會產生乳糖不耐？

　　「乳糖不耐症」發生的原因是人體內的「乳糖酶基因」有缺陷，無法製造足夠的「乳糖酶」以分解攝入的乳糖。在一般飲用的牛奶中約含有5%的乳糖，如果體內的小腸上皮細胞缺乏乳糖酶，無法將全部的乳糖分解為「葡萄糖」和「半乳糖」，那麼未被分解的乳糖在小腸中便會產生吸水作用，使人發生水瀉的情形；同時，未被消化的乳糖到了大腸更會被細菌分解、發酵，產生大量的乳酸、二氧化碳及氫氣，使人發生腹脹、放屁的問題；此外由於乳酸的刺激，還會使腸道蠕動過快，誘發痙攣，而引起腹痛。

　　「乳糖不耐」的發生往往與年齡有關。大多數的患者在嬰兒時期，小腸黏膜的上皮細胞尚能製造充裕的乳糖酶；但是到了兩、三歲的時候，這種製造能力就開始衰退；到了成人時期，便會出現明顯乳糖不耐的情形。所幸，絕大多數的人並非完全不能喝牛奶，只是由於乳糖酶的製造量不足，無法盡情享受喝牛奶的樂趣罷了！

乳糖不耐症的症狀

- 腹脹
- 腹瀉
- 腹部絞痛
- 腹鳴
- 放屁連連

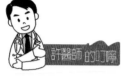

患有乳糖不耐症的人常會有鈣質缺乏的情形，因為牛奶是體內鈣質、蛋白質與維生素B群的重要來源，如果對香醇可口的牛奶「敬謝不敏」，又未補充足夠的鈣質及蛋白質，便容易造成營養不良、骨質疏鬆的問題。

事實上，在日常生活中，患有乳糖不耐症的人可以藉以下的小妙方，克服乳糖不耐的困擾：

1. 飲用優酪乳：優酪乳中含有牛奶中的各種營養成分，而其中的乳糖大多已被乳酸菌分解，所以特別值得推薦給乳糖不耐的人飲用。

2. 喝「無乳糖」牛奶：為了因應廣大市場的要求，市面上都已出品了「無乳糖」的奶品，其中部分還標榜高鈣及添加多種維生素等特質，可讓乳糖不耐的患者暢飲香醇的奶品，並充分享用其中的優質蛋白及豐富的鈣質和維生素。

3. 避免大量食用含高乳糖的牛奶、乳酪、沙拉醬、冰淇淋、奶昔、起酥、奶油及牛奶餅等食品，以避免造成腸胃不適。

4. 乳糖不耐症的患者如果真的很想喝牛奶，除了可以試喝低乳糖的乳品外，還可以購買乳糖消化酵素藥片（如Lactaid及Dairy relief）。在喝牛奶前，先吃1至2顆，就能有效消化乳糖，避免脹氣及腹瀉。

5. 多吃小魚乾或補充適量鈣片，以免骨質流失。

6. 飲用豆漿、米漿等飲品，以補充蛋白質及維生素。

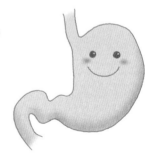

關鍵解析 9 大腸裡的小刺客和大殺手
大腸息肉及大腸癌

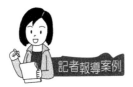

記者報導案例

梁先生，53歲，是一家證券公司的副理。有一天上廁所時，發現解出了不少鮮紅的血便，他大吃一驚，趕忙到附近診所去看病。醫師說他有痔瘡，便血是痔瘡引起的「正常現象」，只開了藥膏，請他按時塗抹。有些熱心的朋友，得知他有痔瘡的毛病，也紛紛提供了一些祕方給他服用，而後便血的情形似乎獲得一些改善，只有偶爾發生。

有一天，他和太太一起到醫院探視一位罹患了大腸癌的同事，閒聊之際，發現對方的症狀竟然與自己一模一樣。太太覺得事態嚴重，第二天強迫他請假到醫學中心做詳細檢查。醫生在問診及做完肛門檢查後，幫他安排了大腸鏡，結果檢查發現他的大腸裡長了三顆息肉，於是幫他作了息肉切除。最後，切片結果顯示：三顆息肉中，已有一顆產生了癌病變，經過一系列的檢查後，醫師告訴他只是初期的大腸癌，癌細胞並未轉移，梁先生與家人都感到非常慶幸。

消化道中最常見的癌症要算是「大腸癌」了，在台灣，每年約有8千多個新診斷的大腸癌病例，同時約有4500人死於大腸癌。這個「奪命殺手」目前已躍居台灣癌症死亡原因的第一位。很多人可能不知道，超過95%的大腸癌源自於大腸裡的「小刺客」，也就是所謂的「大腸息肉」。大腸息肉是在大腸裡的一些贅肉，突出於光滑平坦的大腸表面。在大腸鏡下看起來，頗像矗立在野柳沙灘上的女王頭。雖然它們被稱為息肉，但絕不是一塊塊在「休息」的肉，它們實際上是在「打坐練功」，在潛心修行修練數年之後，可能成為殺人不眨眼的「大殺手」。如果我們能建立一套完善的篩檢保全制度，定期清查大腸裡的不良份子，將一些看起來不起眼的壞息肉全部剷除，這些「小刺客」將來就沒有機會成為大殺手。

為什麼會產生大腸息肉或大腸癌？

大腸癌的產生和遺傳、年齡及飲食生活習慣有密切關係，已知的危險因子包括：

1.遺傳因素：

15%的大腸癌有明顯的家族傾向，一等親裡如果有大腸息肉或大腸癌的人，得到同一種疾病的機會會是一般人的兩、三倍。有一種相當可怕的顯性遺傳疾病，叫「家族腺瘤性息肉症」，患者百分之百會產生大腸癌，同時他們的子女有一半會得到這種遺傳基因。患者在十多歲時，大腸裡便會出現成千上萬個惡形惡狀的息肉，同時通常在三、四十歲時就會產生大腸癌。

2.年齡：

30歲以下的人少有大腸息肉，但40歲過後，大腸息肉的發生率便明顯增高起來。在大腸癌的患者中，有90%年齡都大於50歲。

3.飲食：

喜歡吃高脂肪性食物，特別是大量紅肉（如豬肉、牛肉及羊肉）的人，罹患大腸癌的機會會明顯增高；相反的，常吃大量蔬菜水果的人，得到大腸癌的機會較低。目前，對脂肪性食物容易誘發大腸癌的機轉仍不十分清楚，但有研究顯示：個中玄機可能是由於人體在消化脂肪時，需要分泌大量膽汁；膽汁內的膽汁酸到達大腸內時，常被大腸內的細菌分解，產生有害物質，破壞大腸黏膜，刺激大腸上皮的新生，進而誘發大腸息肉及大腸癌的產生。而飲食中的纖維素可以刺激腸道蠕動，幫助排便，以縮短腸內有害物質與大腸黏膜接觸的時間，因此有減少大腸癌產生的功效。

4.生活習慣：

抽煙的人罹患大腸癌的機率比不抽煙的人明顯增加，而且煙齡愈長、煙

量愈大，中獎機會愈高。此外，研究顯示：每天飲用酒精量大於30公克的人，得到大腸癌的機會也會比常人高。

5.肥胖：

四體不勤、身材肥胖的人得到大腸癌的機會會增加。

大腸息肉和大腸癌有什麼症狀？

大腸息肉和早期的大腸癌往往「悶不吭聲」，沒什麼症狀。常常要等腫瘤逐漸長大，表面出現潰爛、出血或造成大腸阻塞時，病人才會出現血便、腹痛、腹脹、便祕、體重減輕等症狀。有時大腸癌長大後，會使大腸的管腔變小，讓大便變得細如鉛筆一般。在臨床上，要特別注意的是：因爲大腸癌與痔瘡都可以引起血便，許多大腸癌患者常常以爲自己的血便是痔瘡所引起的，未立即就醫，因而延誤了治療的黃金時機。

大腸息肉和大腸癌的診斷

大腸息肉和大腸癌的診斷主要靠「乙狀結腸鏡」和「大腸鏡」檢查。乙狀結腸鏡長60公分，自肛門插入人體，檢查時間約2～6分鐘，可以觀測到患者的直腸、乙狀結腸和降結腸；由於有一半以上的大腸癌是長在直腸及乙狀結腸的，因此乙狀結腸鏡常作爲大腸癌的初步篩檢工具。不過，如果我們希望能一窺整個大腸的全貌，徹底排除大腸癌，還是必須作大腸鏡檢查。大腸鏡檢查約需10～20分鐘，算是一種較具侵犯性的檢查。患者如果怕不舒服，可以多準備點銀兩，在麻醉下作「無痛大腸鏡」檢查；或者改作「大腸鋇劑造影」檢查。大腸鋇劑造影檢查是從肛門口入灌顯

大腸癌的症狀
- 糞便中帶血
- 腹部疼痛
- 腹部脹氣
- 排便習慣改變（如便祕或腹瀉）
- 大便細如鉛筆
- 體重減輕

影劑，再作 X 光攝影，看看大腸內是否有腫瘤的陰影。一般而言，要比作大腸鏡舒服些。

大腸息肉的治療

大腸息肉可以分為「腺瘤性息肉」和「增生性息肉」兩大類，「腺瘤性息肉」是壞息肉，有可能衍生出大腸癌，必須全數切除；相反的，「增生性息肉」是乖息肉，不會衍生大腸癌，可以不切除。大腸裡的息肉絕大多數都是「腺瘤性息肉」，其轉變成癌症的機率與大小有關。小於 0.5 公分的腺瘤性息肉，內含癌細胞的機率小於 1%；大於 2 公分的息肉，內含癌細胞的機率高於 30%，一定要趕快切除。

大腸癌的治療

大腸癌的治療以手術切除為主，如果有淋巴腺或肝、肺的轉移，可加作化學治療、放射線治療或標靶治療，來將癌細胞趕盡殺絕。整體而言，治療大腸癌的效果相當不錯，如果能夠早期發現，早期治療，5 年存活率可以高達 90%；而若發現得較晚，大腸癌已經轉移到鄰近大腸的淋巴結，患者 5 年存活率也還有 40% 左右。

近年來，內視鏡治療的技術突飛猛進，對於局限於大腸表層的大腸癌，已經可以經由大腸鏡來切除。不過，由於大腸的壁很薄，容易切破，目前僅有少數醫學中心提供此項醫療服務。

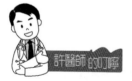

大腸癌的產生和飲食習慣息息相關，而且大部分的大腸癌是從大腸息肉蛻變而來的，想要預防大腸癌的產生並不難，可從以下方法著手：

1. 減少攝取漢堡、炸雞、牛排等高脂肪性食物。

2. 少吃醃製、燒烤的食物。

3. 戒煙。

4. 戒酒。

5. 多吃蔬菜水果，並多喝開水，以保持排便通暢，並增強抗氧化力。

6. 「腺瘤性息肉」是大腸癌的前身，如果在作大腸檢查時，被發現有大腸的腺瘤性息肉，必須以內視鏡的方法，用電刀作息肉切除。

如何篩檢大腸癌？

依據美國癌症醫學會的推薦，一般沒有大腸癌家庭史的民眾，最好在50歲過後，每年能作一次糞便的潛血反應檢查，每5年作一次乙狀結腸鏡或大腸鋇劑造影檢查，每10年或例行糞便潛血檢查呈陽性反應時，應作一次大腸鏡檢查。對於具有大腸癌家庭史的民眾（如「有兩位以上之一等親罹患大腸癌」或「有一位以上之小於60歲的一等親罹患大腸癌」），因為罹患大腸癌的危險性較高，在40歲過後，每5年要作一次大腸鏡檢查。至於「家族腺瘤性息肉症」患者的子女，是得到大腸癌的「超高危險群」，因此在青春期左右，必須作大腸癌篩檢，一旦發現大腸裡有許多息肉，就要作預防性的「全大腸切除」，否則，將來百分之百會得到大腸癌。

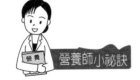

預防大腸癌

1. 維持理想體重。

2. 採低油飲食。

（a）避免油煎油炸之烹調方式，如炸雞、炸豬排。

（b）肉類的皮皆應捨去，如雞皮、豬皮。

（c）以水煮、清蒸、涼拌、燉等烹調方式為佳。

（d）肉類選擇以雞肉＞魚類＞鴨肉＞牛肉＞豬肉。

3. 以新鮮食物為主，避免使用加工食品，例如醃漬類食品：醬瓜、醬菜、豆腐乳等。

4. 避免飲酒。

5. 避免燻烤油炸食品。

6. 避免吸煙及嚼檳榔。

7. 多喝白開水，可預防便祕。

8. 多吃富含膳食纖維素的食物，如新鮮蔬菜和水果、藻類等。

有助於降低大腸直腸癌的食物

β-胡蘿蔔素	胡蘿蔔、南瓜、紅心地瓜、木瓜、芒果等。
維生素E	穀類、植物油、堅果類、小麥胚芽、蛋黃等。
維生素C	柑橘類水果、深綠色蔬菜等，如橘子、柳丁、檸檬、芭樂、青椒、奇異果等。
硒	肉類、魚類、海鮮類、牛乳、全麥製品、堅果類等食物。
鈣質	牛奶及奶製品、小魚乾、豆類及豆類製品等。
維生素D	蛋黃、肝臟、魚肝油等。

健康上菜

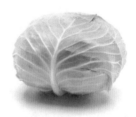

早餐	豆漿	1杯
	蔬菜捲	1個

午餐	什錦湯麵	1碗
	(雞胸肉、蝦仁、木耳、紅蘿蔔、小白菜)	
	柳丁	1個

晚餐	飯	1碗
	海帶結燒豬腱	1小碟
	紅燒豆包	1小碟
	炒高麗菜	1碟
	鮮魚湯	
	奇異果	1個

關鍵解析 *10* 後顧之憂

痔瘡

「少年得痔大不幸」，這句話道出了有後顧之憂的痔瘡患者的苦痛。然而，時下都會男女「少運動、少喝水、少蔬果」的生活型態，常使自己年紀雖小「痔氣高」，在不知不覺罹患惱人的痔瘡，也使「十男九痔」的諺語，活生生的存在於現代的社會中。

什麼是痔瘡？

痔瘡是一種在肛門附近從腸壁或皮膚表面向外凸出的血管叢。事實上，每個人肛門附近的結締組織內部都有與生俱來的血管叢，當血管內的壓力過大或血管周圍的支持組織逐漸退化，血管叢便會膨起脹大，形成痔瘡。

痔瘡是肛門疾病中最常見的毛病，常在排便用力時，更加向外突出。痔瘡可以分為內痔與外痔兩種，而內痔與外痔的判定是以痔存在的位置來作區隔。在人體的肛門口有一個叫「齒狀線」的結構，如果痔長在齒狀線之上，就叫作「內痔」，反之就叫作「外痔」。

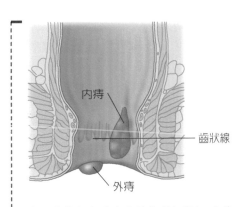

在齒狀線上方的痔瘡稱為「內痔」，在其下方的稱為「外痔」。

為什麼會產生痔瘡？

痔瘡形成的原因大多與引起肛門附近的血液循環不良或結締組織受傷的生活習慣有關，有以下情形的人較容易有「痔氣」：

1. 長期久坐、久站或搬重物的人。
2. 少吃蔬果而經常性便祕的人。
3. 飲酒過量及喜歡吃辛辣食物的人。
4. 生過小孩的婦女（因爲懷孕時，膨大的子宮會壓迫骨盆腔內的血管，導致局部血液循環變差）。
5. 有肝硬化合併腹水的人（因爲肝硬化會使腸道的靜脈回流變差）。

痔瘡的分級

內痔可以依其嚴重程度分爲以下四級：

第一級：內痔自肛門壁突出至肛門管腔內，但是未掉出肛門口。

第二級：內痔在排便時會掉出肛門口，但在便後可以自行縮回肛門口內。

第三級：內痔在排便時會掉出肛門口，而且無法自行縮回，必須靠外力才能推回肛門口內。

第四級：內痔持續脫出肛門外面，無法推回（也就是所謂的「脫肛」）。

痔瘡有什麼症狀？

「出血」是痔瘡最常引起的症狀，輕微出血的病患會在糞便的表面發現一些鮮血，或在排便後，自肛門口滴出幾滴血；嚴重出血的病患每次排便時，都會自肛門流出大量鮮血，令人看了膽顫心驚。有時痔瘡內的血管會發生血液凝結的情形，也就是所謂的「栓塞」現象，這時病人會感到疼痛不已、坐立難安。

痔瘡的症狀
- 解血便
- 肛門疼痛
- 腹部用力（如解便）或走動時，肛門口出現突出物。
- 肛門搔癢

痔瘡的治療

痔瘡治療可以分爲保守療法和外科療法。保守療法包括（1）多喝水、多吃蔬果、服用軟便劑，以避免便祕。（2）溫水坐浴：每天2～3次，每次約5～10分鐘。（3）局部塗抹痔瘡藥膏。

外科療法分爲非手術和手術治療，「非手術治療」是用「橡皮圈結紮」或「局部注射藥劑」來清除痔瘡，一般可以在門診施行，病患可以不必住院。「手術治療」是用開刀的方式將痔瘡斬草除根，病患需要住院幾天，適用於患有第三級和第四級痔瘡的病人。

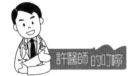

預防勝於治療，以下提供「防痔」之道，供讀者作參考：

1. 多吃蔬菜水果等富含膳食纖維的食物，以避免便祕。

2. 每天至少喝8大杯水，幫助軟便。

3. 少喝酒或吃辛辣刺激的食物。

4. 排便時「速戰速決」，不要閱讀書報，增長排便時間。

5. 少提重物。

6. 避免久坐、久蹲、久站：每坐或站20分鐘後，不妨變換體位，改變一下姿勢。

7. 平時常作肛門收縮及放鬆的運動。

8. 每天沐浴或如廁完可以做一次溫水坐浴，促進肛門附近的血液循環。

痔瘡只是肛門附近的「血管叢」作怪，並非什麼難言之隱。如果出現出血或疼痛的現象，要盡快找醫生治療，不要誤信偏方造成病情惡化。而都會男女只要能養成良好的生活習慣，一定可以遠離痔瘡的「後顧之憂」！

關鍵解析 ⑪ 好膽嘜走

膽結石

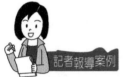
記者報導案例

鍾女士，63歲，學問淵博，是考試院的考試委員，家住台北。這幾年來，經常有右上腹部疼痛的情形，這疼痛較常發生在半夜，一旦發作起來，天崩地裂，劇烈異常，常把她從夢中驚醒，同時還會伴隨嘔吐的現象。不過，說也奇怪，這肚子的疼痛往往在幾個小時之後，就會慢慢自動減輕，而後消失。她曾到北部某醫學中心去就醫，作過兩次胃鏡檢查，診斷是輕微胃潰瘍。不過，服用藥物之後，她的腹痛還是經常會發生。

有一次，她到高雄來視察考場，下褟於某大飯店。在半夜裡，腹痛又再度發作，她被飯店人員緊急送到了一家公立醫學中心。醫師在作身體檢查時，發現她的右上腹有明顯地敲痛，進一步用超音波掃描，發現她的膽囊裡有許多結石，因此研判這是膽囊結石引起的疼痛，在幫她打針治療後，建議她日後找個良辰吉日，接受腹腔鏡膽囊切除手術，去除膽囊結石。她聽從了醫師的建議，而後接受膽囊切除手術。在摘除膽囊後，過去讓她經常肝腸寸斷的腹痛果然消失得無影無蹤。

「膽結石」是一種十分常見的疾病，根據統計，大約每10人中，就1人有膽結石。事實上，膽結石困擾人類已有數千年的歷史，在古埃及所保存下來的木乃伊中便發現有膽結石的存在，足見在紀元以前，人類已有膽結石症的發生。

一般人所俗稱的膽結石通常是指「膽囊」中出現了一些石塊，不過實際上結石也可能出現於「肝內的膽道」以及「總膽管」，這些在膽管內的粒狀石頭也都算是廣義的膽結石。膽結石的大小不一，可能小如一粒細砂，也可能大如一粒高爾夫球。不過，結石是否該治療並非取決於它的大小，而是要看看它是否調皮搗蛋，引起症狀。

為什麼會產生膽結石？

在醫學上，依據結石的成分常將膽結石分為二大類：

一、膽固醇結石：

主要成分是膽固醇，好發於「膽囊」中，形成的原因是由於膽汁中的膽固醇濃度過高、膽鹽濃度過低或膽囊收縮不良，常與高膽固醇飲食與肥胖有關。在臨床上，具有「F4特質」的人容易發生膽固醇結石，所謂F4就是指女性（Female）、年過40（Forty）、肥胖（Fat）與多產（Fertile）等四大特質。近年來，國內速食店林立，高熱量、高膽固醇的飲食大行其道，使得這類結石的發生率也跟著節節上升。

二、色素結石：

主要的成分是「膽紅素聚合體」或「膽紅素鈣鹽」。膽紅素聚合體結石的顏色很黑，質地堅硬，較常發生於膽囊之中，與膽汁中膽紅素的濃度過高有關，常發生於溶血性貧血或肝硬化的病人，因此，所謂「肝膽相照」，實在是其來有自！膽紅素鈣鹽結石呈棕色，質地鬆軟，幾乎只存在於「總膽管」或「肝內膽管」中，它的發生與膽管的先天性狹窄以及寄生蟲、細菌的感染息息相關。

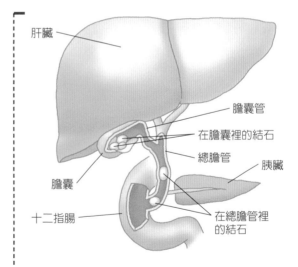

肝臟

膽囊管

在膽囊裡的結石

總膽管

胰臟

膽囊

十二指腸

在總膽管裡的結石

膽道系統的結石

在膽囊裡的結石可能跑到膽囊管，引起阻塞，造成急性膽囊炎。也可能再從膽囊管掉入總膽管中，使肝臟分泌的膽汁無法經總膽管流入十二指腸中，造成膽汁滯留於人體，導致「黃疸」。

膽結石有什麼症狀？

「膽囊」是膽道系統中最容易發生結石的地方，不過值得注意的是：膽囊中即便有結石，倒不一定會引起症狀，唯有在結石恰巧塞住膽囊管的時候，病人才會突然間感到右上腹的劇烈疼痛及噁心、嘔吐。而如果膽囊結石阻塞住膽囊管的時間較長，可能會引起細菌感染，造成急性膽囊炎、膽囊化膿等要命的問題；有時膽囊結石還可能「易地而居」，從膽囊管掉入總膽管中，這類頑皮的膽結石往往會引起總膽管阻塞，造成黃疸、急性膽管發炎等併發症。而由於胰管連接總膽管，如果總膽管阻塞了，胰液無法順利排出，還會導致胰管腫脹破裂，引起胰臟炎。

膽結石的治療

由於目前在醫學上，還沒有效果良好而持久的口服膽囊結石溶解劑，同時體外振波碎石技術並無法安全有效地去除膽囊結石，所以對於「膽囊結石」的治療還是以手術摘除為主。因為在膽囊裡的結石，只有1/3的機會日後會引起膽囊炎等併發症，其餘2/3的膽囊結石患者，一輩子都不會有問題。所以，基於考慮手術的可能風險，目前對沒有症狀的膽囊結石，是採用觀察的方式，暫時不理它；不過，一旦膽囊結石引起膽囊疼痛或發炎時，就必須盡快以手術將膽囊及結石摘除。

至於「總膽管結石」，常會引起總膽管阻塞，造成黃疸及總膽管發炎，目前倒是可以藉著「膽管鏡」來摘除，病人可免受開刀之苦。

膽結石的症狀

- 右上腹痛（膽囊結石引起）。
- 上腹脹痛（總膽管結石引起）。
- 發燒。
- 眼睛及皮膚變黃。
- 小便顏色便深，猶如濃茶一般。
- 大便變灰白色。
- 嘔吐。

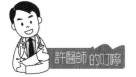

在臨床上，膽結石往往不痛則已，一痛則椎心刺骨，令人想在地上打滾。如果我們能在日常生活中養成良好的飲食及生活習慣，可以大大減少膽結石的生成機會，讓「好膽唛走」。以下便介紹一些預防結石生成的小撇步：

1. 注意飲食，少吃肥肉、雞皮、奶油、沙拉醬和薯條等富含膽固醇的食物。

2. 維持理想體重，避免肥胖。研究顯示：肥胖的人，膽汁中有較高濃度的膽固醇，產生膽結石的機會是正常體重者的 5 倍。因此胖哥胖姊若能斤斤計較，不單單能變得更美麗，還能遠離結石。

3. 避免服用賀爾蒙製劑：一些賀爾蒙製劑（如避孕藥）可能會增加膽汁中膽固醇的排出量，誘發膽固醇結石的產生，肥胖的人宜避免服用。

4. 養成定時定量的飲食習慣，由於食物可以促進膽囊收縮，規律的飲食習慣能讓膽囊適時的排空，避免膽汁滯留。

5. 適度的運動，運動可以降低膽汁中的膽固醇濃度，由美國哈佛大學的一項大型研究顯示：每天運動可使女性得到膽結石的機會降低約 1/3。

6. 維生素 C 可以促進體內膽固醇的代謝，避免膽汁中膽固醇濃度過高，因此多吃蔬果，增加維生素 C 的補充，可減少膽固醇結石的發生。

關鍵解析 12

病毒性肝炎

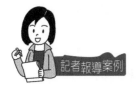

章先生，41歲，半年前被公司派調到上海，擔任業務部經理。他過去身體十分健康，作息正常，而且沒有抽煙、喝酒等不良嗜好。但兩個月前，他突然覺得十分倦怠，胃口變差，喉嚨有些疼痛，而且有點噁心、嘔吐；他起先以為得了重感冒，但過了幾天之後，發現全身開始泛黃，小便的顏色也變得很深，跟濃茶一般。他驚覺事態不妙，趕緊去看醫師，結果發現肝功能指數中的 GOT 高達每公升2314單位，GPT 值更飆高到每公升3367單位，而膽紅素數值也高達到每100cc有13.6毫克。由於對大陸的醫療水準沒有信心，以及太太的一再囑咐，他立即搭機返台，並且住進南部某醫學中心，接受治療。在經過詳細的檢查之後，醫師告訴他，是得到了急性B型肝炎。在經過一星期的治療之後，他的 GOT 及 GPT 數值大幅下降，黃疸也跟著消退，於是順利出院。

在住院期間，醫師曾詢問他，是否曾在發病前有接受過輸血、打針或針灸等可能引起B型肝炎傳染的醫療行為，或者曾與B型肝炎的帶原者有過性接觸，當時可能因為太太在身邊，他全盤否認。不過，在獨自返回門診就醫時，他偷偷地告訴醫師，他在上海有個女朋友，是位B型肝炎的帶原者。

另類的台灣奇蹟

台灣的肝病之所以令人談之色變，而且名揚國際，最主要的原因是台灣B型肝炎病毒的帶原率高居世界第一，達到了17％！目前，全台約有300萬的帶原者，這些帶原者中，15％未來會產生肝硬化；同時在產生肝硬化的這些苦命人中，有25％未來會產生肝癌。除了B型肝炎之外，台灣的C型肝炎也是不容小覷的可怕殺手，目前全台C型肝炎病毒的帶原率約是1～2％。但是，令人瞠目結舌的是：在台灣高雄縣梓官鄉及澎湖白沙鄉等沿海

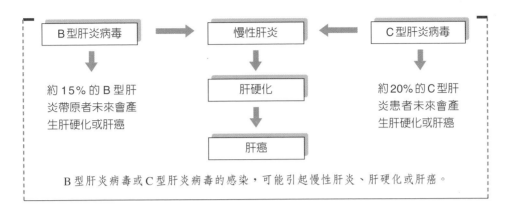

B型肝炎病毒或C型肝炎病毒的感染，可能引起慢性肝炎、肝硬化或肝癌。

鄉村，C型肝炎的盛行率高達40%以上，盛行率之高在世界上可說是名列前茅！而這些C型肝炎帶原者，20%未來也會產生肝硬化或肝癌。

在過去，慢性B型肝炎和C型肝炎並沒有良好的藥物可以治療，但是近年來各種口服抗肝炎病毒藥物相繼問世，可以有效地給以B型與C型病毒迎頭痛擊，因此目前阻斷「肝炎─肝硬化─肝癌」三部曲的進行已不再是遙不可及的夢想。

爲什麼會產生病毒性肝炎？

病毒性肝炎的發生主要是因爲肝臟被「肝炎病毒」所攻城掠地。目前所發現喜好侵犯人體肝臟的肝炎病毒有5種，也就是A型、B型、C型、D型與E型肝炎病毒。其中A型與E型肝炎病毒都是飲食傳染的，它們只會產生急性肝炎，不會導致慢性肝炎、肝硬化或肝癌，因此比較不致對健康有重大影響。相反地，B型與C型肝炎病毒主要是經過血液或體液（如精液）傳染，不但會引起急性肝炎，還可能會造成慢性肝炎、肝硬化及肝癌，是每位國人必須認識的全民公敵。至於D型肝炎病毒也是經血液或體液傳染，同樣可引起慢性肝炎，但由於它是一種「缺陷性病毒」，需要B型肝炎病毒的協助才能生存於人體。因此，只要能根除B型肝炎病毒，它也會跟著消失無蹤。

病毒性肝炎有什麼症狀？

因為肝臟「裡面」沒有神經纖維，只有包裹著它的「被膜」上才有一些神經纖維的分布；所以，輕度的急性肝炎或慢性肝炎時，病人常常沒有症狀，很容易被忽略。病人往往要到重度急性肝炎或肝硬化時，才出現胃口差、噁心、嘔吐、發燒、黃疸、全身倦怠、右上腹痛等症狀。但是，真的到那時候，治療的黃金時機往往已經錯失了！

所以要記得：肝臟是一個沉默的器官，想知道自己是否已有肝炎或已成為肝炎病毒的俘虜，只有挽起袖子，定期到醫院或診所抽血檢測！

病毒性肝炎的診斷

肝細胞內有 GOT 與 GPT 二種氨基轉換酶，當肝炎發生時，肝細胞損壞破裂，其內的 GOT 與 GPT 就會被釋放到血液中，血液中的 GOT 與 GPT 值就會高起來。因此，要了解自己有沒有肝炎很簡單，只要到醫院或檢驗所抽血驗 GOT 及 GPT，如果數值有增高（一般正常值：每公升小於 35～40 單位），便代表肝細胞有發炎或受損的情形。

在臨床上，除了要了解自己是否有肝炎外，還應該要探討引起肝炎的原因，才能對症下藥。一般對慢性肝炎的患者，醫生會加驗「B 型肝炎的表面抗原（HBsAg）」和「C 型肝炎抗體（anti-HCV Ab）」。如果 B 型肝炎表面抗原呈陽性，則代表有慢性 B 型肝炎病毒感染；而如果 C 型肝炎抗體呈陽性，則代表有慢性 C 型肝炎病毒感染（C 型肝炎抗體對人體並沒有保護作用，只是人體在受 C 型肝炎病毒感染後，產生的一種自然反應）。對急性肝炎的病人，醫師還會加驗「A 型肝炎的 M 型抗體（anti-HAV IgM）」和「B 型肝炎的核心抗原

肝炎的症狀
- 大多數患者沒有任何不舒服
- 胃口不佳
- 噁心、嘔吐
- 發燒
- 眼睛及皮膚變黃（黃疸）
- 容易疲勞
- 右上腹痛

的M型抗體（Anti-HBc IgM）」。如果「A型肝炎的M型抗體」是陽性，就代表患有急性A型肝炎；而如果「B型肝炎的核心抗原的M型抗體」呈陽性，就代表患有急性B型肝炎。

而除了抽血檢查外，要徹底了解肝功能異常的原因，最好能再加作超音波，以排除脂肪肝、肝癌以及膽道疾病引起的肝功能異常。

急性病毒性肝炎的治療

急性肝炎的病人最好能多休息，並且滴酒不沾。如果有噁心、嘔吐或腹脹的情形，要避免吃辛辣或油膩的食物。基本上，可以吃一些較清淡的食物，同時增加蛋白質（如魚、肉、牛奶、蛋和瘦肉）的攝取。

慢性B型肝炎肝炎的治療

目前慢性B型肝炎的治療已有突破性的發展，許多口服抗病毒藥物（如干安能、干適能、貝樂克和喜必福，參見下頁附表）都可以在治療期間有效的抑制B型肝炎病毒的生長和複製，進而使41%～78%的病患之肝功能回復正常，以大大減少患者日後肝硬化或肝癌產生的機會。這些口服藥幾乎沒什麼副作用，但美中不足之處是，這些抗病毒藥物價格並不便宜（每日藥費約95～250台幣），而且大都只能抑制病毒生長，常無法根除病毒，因此需要長期服用（一般至少要服用1年以上）。

而除了口服抗病毒藥物之外，注射干擾素也可以治療慢性B型肝炎，它可使38%～70%的病患在治療期間肝功能恢復正常，但由於其副作用較多，如發燒、疲倦、食欲變差、掉髮、焦慮、憂鬱（甚至有時有自殺傾向）、白血球及血小板下降等，目前較少醫師使用。

因為B型肝炎的抗病毒藥物主要功能在使肝功能恢復正常，並無法有效根除病毒，所以並不適用於肝功能正常的B型肝炎帶原者。目前該類藥品建議使用於：（1）GPT值大於正常值兩倍以上，同時血清B型肝炎病毒DNA

慢性B型肝炎治療藥物的比較

	干安能（口服）	干適能（口服）	喜必福（口服）	貝樂克（口服）	惠立妥（口服）	干擾素（注射）
治療一年GPT值變為正常機率	41～73%	48～72%	74～77%	68～78%	62～85%	38～70%
治療一年血清病毒DNA消失率	44～73%	51%	60～88%	67～90%	67～95%	25～63%
副作用	幾乎沒有	服用4～5年，有3%產生腎毒性	少數有肌肉發炎	在人類目前無重大併發症之報告，但在動物實驗，曾有引起腫瘤發生之報告	幾乎沒有	發燒、疲倦、厭食、掉髮、焦慮、憂鬱、自殺傾向、白血球下降、血小板下降
抗藥菌株產生率						
一年	23%	0%	5%	0%	0%	0%
二年	46%	3%	22%	0%	0%	0%
價格	較便宜	中等價位	較便宜	昂貴	昂貴	昂貴

量多；（2）具有肝硬化之B型肝炎帶原者（即使血清GPT值正常也需治療）。

慢性C型肝炎肝炎的治療

傳統上，治療慢性C型肝炎的最佳方法是同時使用「長效型干擾素」及「雷巴威林（ribavirin）」，一般需要治療6～12個月。「干擾素」具有抑制病毒複製及增強人體免疫力的功能，雷巴威林則可以抑制病毒生長，二者併用，約可使60%～80%的病患達到根除病毒的終極目標。使用長效型干擾素的優點在一個禮拜只要打1次，患者不必經常忍受扎針之苦（傳統型干擾素需要一個禮拜打3次），同時副作用較傳統型干擾素少。雷巴威林的主要副作用是會產生「溶血性貧血」，患者常因此感到虛弱無力。由於二種藥物的價格昂貴，而且副作用多，一般而言，適用於（1）血清GPT值高於正常值之慢性C型肝炎患者，以及（2）肝切片檢查，發現有肝纖維化的慢性C型肝炎患者。

　　近年來，C型肝炎的治療進入了一個新的時代，隨著「全口服抗C肝病毒藥物」的問世，在三個月內根除C肝病毒，已是一件易如反掌的事。

　　所謂的「全口服C型肝炎治療」是全部使用口服抗病毒藥物來治療C型肝炎，其副作用極少，不需注射干擾素，因此病患可不必忍受發燒、倦怠、掉髮、厭食、憂鬱、失眠等副作用之苦，是未來治療C型肝炎的主流。目前，各種口服抗C肝病毒藥物已陸續在台灣上市，這些藥物的作用機轉主要是在抑制C型肝炎的複製，使肝內的C肝病毒消失，讓病人痊癒。

　　目前上市的口服抗C肝病毒藥物源自數個藥廠，使用上有各種組合，病人該選擇哪種組合，需視個人C肝病毒的基因型及是否存在有肝硬化等因素而定。其療程一般為12週或24週，治癒率多在90％以上（參見下表），不過價格較為昂貴。未來健保若能全面給付，讓C型肝炎在台灣徹底消失，將不再是個夢想。

「全口服C型肝炎治療」之使用藥物與療效

製造藥廠	英文(中文)商品名	藥品組合	對台灣最常見之1b基因型C型肝炎病毒的治癒率	療程	費用
Gilead	Harvoni (夏奉寧)	Sofosbuvir +Ledipasvir (為一複方藥品)	＞95％	12週	200萬
Abbvie	Exviera（易奇瑞）	Dasabuvir	＞97％	12週	100萬
	Viekirax(維建樂)	Paritaprevir/ Ritonavir + Ombitasvir (為一複方藥品)			
BMS	Daklinza(坦克干)	Daclatasvir	＞92％	24週	50萬
	Sunvepra(速威干)	Asunaprevir			

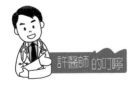

許醫師的叮嚀

肝臟是人體的合成、代謝與解毒的重要器官，身在肝病橫行的台灣，了解如何寶貝自己的肝臟是每個台灣人必修的課程。而不幸得到肝炎的人沒有悲觀的權利，千萬不要自怨自艾，惶惶不可終日，應該要積極尋求治療，來避免肝硬化及肝癌的產生。

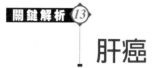

關鍵解析 13

肝癌

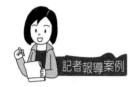

陳先生，45歲，是一家餐廳的老闆。他生長在一個肝癌世家，媽媽和兩個舅舅都是死於肝癌，他有兩個哥哥和一個妹妹，跟他一樣，皆為B型肝炎的帶原者，其中有一個哥哥也是因為肝癌而過世。因此，他平日戰戰兢兢，常擔心自己有朝一日，也會像家人一樣，因肝癌而掛掉。所以，他每個月都到鄰近的檢驗所去檢查肝功能。幸好，每次檢驗師都告訴他：「你的GOT和GPT只有輕微異常，不必緊張！」約在1個月前，他覺得右上腹有些悶痛，於是到某醫學中心的胃腸科求診。當醫生作身體檢查時，發現它的肝臟有明顯腫大，抽血檢查也發現他血中的甲型胎兒球蛋白數值每cc高達14337微毫克，同時超音波檢查顯示他的肝臟裡有一顆11公分大的腫瘤，醫師告訴他：「你可能得到了肝癌！」他突然感到晴天霹靂，不敢相信自己的耳朵。他問醫師：「我的肝功能不是只有輕微異常嗎？」醫師告訴他：「篩選肝癌需要定期作超音波檢查，以及檢驗血清中的甲型胎兒球蛋白，光驗GOT和GPT是不夠的！」他這才恍然大悟，原來是自己用錯了方法，雖然每個月作檢查，還是無法早期發現肝癌，真是後悔莫及呀！

在台灣，肝病素有「國病」之稱，依據衛生署於民國96年的統計顯示：肝病一年奪走了12969條台灣人的性命，這其中，有7809人是死於肝癌，另外的5160個人是死於肝硬化及肝炎（參見表一）。整體而言，在台灣，平均每小時就有1.5人死於肝病，這實在是一個令人不寒而慄的數字。

肝癌在台灣造成對國人的侵害可以說是不分貧富貴賤，也不分男女老幼，上至名人巨賈，下至販夫走卒，都有可能成為它的獵物。諸如義聯集團董事長林義守、立委高金素梅、畫家楊三郎、前民進黨主席施明德等人，都曾在人生的顛峰時期罹患了肝癌，台灣搖滾樂的第一人薛岳及ICRT的知名DJ大衛王也都是因肝癌而英年早逝！而在國人罹患的惡性腫瘤中，「肝癌」

更往往雄據台灣男性癌病死因的第一位，以及女性癌病死因的第二位（參見表二）。

爲什麼會產生肝癌？

慢性肝炎病毒的感染是引起肝癌最主要的原因，80%以上的肝癌是發生於B型肝炎和C型肝炎的帶原者。因爲肝臟內部沒有神經，所以肝癌的患者常常不知道自己的肝臟躲藏著病毒，而且一躲就是三、四十年。結果病毒在體內神不知、鬼不覺地大量繁殖，造成傷害，最後引起肝癌的產生。

依據美國學者畢斯里博士，於1980年左右在台北公保中心所作的一項

表一、台灣十大死亡原因

民國96年

順位	合計			
	死亡原因	死亡人數	每十萬人口死亡率	死亡百分比%
1	惡性腫瘤	40306	175.9	28.9
2	心臟疾病	13003	56.7	9.3
3	腦血管疾病	12875	56.2	9.2
4	糖尿病	10231	44.6	7.3
5	事故傷害	7130	31.1	5.1
6	肺炎	5895	25.7	4.2
7	慢性肝病及肝硬化	5160	22.5	3.7
8	腎炎、腎徵候群及腎性病變	5099	22.2	3.7
9	自殺	3933	17.2	2.8
10	高血壓性疾病	1977	8.6	1.4
	其他	33767	147.3	24.2

表二、台灣十大癌症死亡原因
民國96年

順位	男性 癌症死亡原因	死亡人數	每十萬人口死亡率	死亡百分比	女性 癌症死亡原因	死亡人數	每十萬人口死亡率	死亡百分比
1	肝癌	5650	48.7	21.9	肺癌	2535	22.4	17.5
2	肺癌	5458	47.1	21.1	肝癌	2159	19.1	14.9
3	結腸直腸癌	2558	22.1	9.9	結腸直腸癌	1912	16.9	13.2
4	口腔癌	2152	18.6	8.3	女性乳癌	1552	13.7	10.7
5	胃癌	1631	14.1	6.3	胃癌	843	7.4	5.8
6	食道癌	1343	11.6	5.2	子宮頸癌	833	7.4	5.7
7	攝護腺癌	1003	8.6	3.9	胰臟癌	578	5.1	4.0
8	非何杰金淋巴癌	801	6.9	3.1	膽囊癌	541	4.8	3.7
9	胰臟癌	776	6.7	3.0	非何杰金淋巴癌	497	4.4	3.4
10	膽囊癌	604	5.2	2.3	卵巢癌	405	3.6	2.8
	其他	3843	33.1	14.9	其他	2632	23.3	18.2

研究顯示：B型肝炎帶原者得到肝癌的機率是常人的216倍。至於C型肝炎病毒也不惶多讓，其帶原者大約有1/5會得到肝硬化或肝癌。目前在台灣，大約每6個人中就有1個人是B型肝炎或C型肝炎病毒的帶原者，這是台灣肝癌盛行的主要原因。

　　而除了病毒之外，發霉的食物中所常含有的「黃麴毒素」也是惡名昭彰的致癌物質，許多動物實驗都證實它可以導致肝癌。所以千萬不要吃發霉的花生，同時應該盡量少吃未明確標示製造廠商及日期的花生粉、花生糖和花生醬。另外，抽煙和喝酒也和肝癌的發生有關，研究顯示：癮君子得到肝癌的機會是不抽煙的人的兩倍；而酒精性肝硬化的人，有30%會產生肝癌。

肝癌有什麼症狀？

早期的肝癌是「沒有症狀」的，晚期的肝癌則可能引起全身倦怠、體重減輕、食欲變差、噁心、嘔吐、黃疸、腹部腫脹或右上腹痛等症狀，但是當患者發生這些症狀時，肝癌往往已大於10公分，早就藥石罔治了！這就是肝癌的可怕之處。

肝癌的診斷

目前在臨床上，常以腹部超音波及血清甲型胎兒球蛋白作為肝癌的篩選工具，如果超音波發現肝內有腫瘤或血清胎兒球蛋白偏高時，再以電腦斷層、核磁共振檢查作鑑別診斷。倘若電腦斷層或核磁共振檢查出現有肝癌的典型變化，或血中甲型胎兒球蛋白每cc大於400微毫克以上，常可以直接診斷為肝癌。但若影像學檢查的變化不夠典型，血清甲型胎兒球蛋白又不很高，就必須作「肝切片檢查」，來加以確定肝臟病灶是否為肝癌了！

肝癌的治療

目前，醫界已發展出許多治療方法可以給予肝癌迎頭痛擊。如果患者的肝功能良好，肝癌又局限於單側肝臟，可以先考慮「手術切除」，直接「殺死」癌細胞；而如果患者的年齡較大或伴隨其他嚴重慢性病，手術風險高，而肝癌的大小又小於3公分，同時數目小於3顆，可以考慮以探針經過皮膚，深入肝癌組織，注射「高濃度酒精」或「冰醋酸」，把癌細胞給「醉死」或「酸死」；此外，也可以用「輻射周波燒灼術」把探針尖端加熱，將癌細胞活活給「燒死」；另外，還可以經由肝動脈找出營養肝癌的血管，把它用塞子「栓塞」起來，讓肝癌細胞喪失養分供應，活活給「餓死」；除此之外，我們也可以經由肝動脈注射化學治療藥品，把肝癌細胞給「毒死」。近年來，「標靶治療」也被運用到肝癌的治療上，如「雷莎瓦」等標靶治療藥

物在口服之後，可以到達癌組織，並以癌細胞上的一些生長及血管增生因子為標靶，抑制其功能，達到抗癌的效果，能有效地延長患者的生命。

　　整體而言，肝癌的治療方法種類繁多、五花八門，要採用何種「酷刑」來伺候肝癌，需要考慮的因素事實上很多，包括腫瘤的大小、期別以及病人的肝功能狀況和是否存在有腹水。萬一自己或親人不幸得到了肝癌時，應與醫師充分作溝通，選擇最適合的方法來治療，千萬不要誤信偏方，錯過了治療的黃金時間！

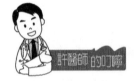

　　根據近來的一項研究顯示：在全台約300萬名B型肝炎帶原者及30萬名C型肝炎帶原者中，有2/3並不知道自己有肝炎病毒感染，這就是為什麼許多肝癌病患求醫時，肝癌已到末期、難以有效治療、只剩下3～6個月之生命的重要原因。

　　事實上，「小於3公分」的肝癌大多數是可以有效治療、甚至痊癒的。可惜，早期肝癌的症狀就是「沒有症狀」，要有效地攔截肝癌，一定要建立一套固若金湯的自我防禦系統，嚴格監控，才不會讓肝癌為非作歹！

　　以下便教導大家如何建構自身肝臟的「保全系統」，讓肝癌在尚未發病前，就被揪出，接受制裁：

一、了解自己是否具有肝癌的危險因子：

　　肝癌的危險因子包括了B型肝炎病毒帶原者、C型肝炎病毒帶原者、各種原因引起的慢性肝炎或肝硬化，以及酗酒和具有肝癌家族史者。由於唯有「接受檢驗」才能知道是否為B型肝炎或C型肝炎的帶原者，而且肝癌可能發生於各個年齡層，所以我建議：每個人最好在小學五年級開始作一次B型肝炎表面抗原、C型肝炎抗體及肝功能（GOT與GPT）檢查；到了高中一年級及大學一年級的時候，每個人最好再作一次上述檢查；在22歲過後，每3到5年定期作一次肝臟檢查，以了解是否自己在不知不覺中已躋身為肝癌的高危險群。而如果檢查結果顯示：B型肝炎表面抗原呈陽性，便表示是B型肝炎的帶原者；如果C型肝炎抗體呈陽性，便表示是C型肝炎帶原者；至於GOT與GPT數值的高低則是代表肝發炎的程度。

二、高危險群必須經常作定期檢查，並且持之以恆：

B型肝炎或C型肝炎的帶原者以及任何慢性肝炎患者，最好至少每半年作一次肝癌篩檢；而肝硬化患者日後發生肝癌的機率高達1/4，必須每3～4個月作一次檢查。在臨床上最有效偵測肝癌的工具是「甲型胎兒球蛋白」和「腹部超音波」檢查。甲型胎兒球蛋白可偵測約60%的肝癌，而肝臟超音波檢查可以偵測到1公分以上的肝癌，二者相輔相乘，是目前篩選肝癌上的最佳工具。研究顯示，生長最快的肝癌，自1公分長到3公分，也需要4.6個月。因此，如果第一次作超音波時，因腫瘤太小而沒有看見，若能在4.6個月之內再作一次超音波，肝癌應該還在3公分之內，可以得到良好的治療效果。

在肝癌的篩選上，特別必須注意的是：肝癌患者的肝功能（GOT、GPT）數值大多數是「輕度異常」或正常，因此千萬不要以為肝功能正常就沒有肝癌！

愛肝的第一步並不是去買「顧肝」的藥來吃，而是要注意預防保健，避免病毒、酒精等傷肝物質的侵擾，並且切記：早期肝癌最常見的症狀是「沒有症狀」。唯有建立一個固若金湯的「肝臟保全系統」，用正確的方法「定期檢查」，並且持之以恆，才能早期得知自己是否已「與癌為鄰」，也方能在「禍起蕭牆」之前，立即予以攔截，並徹底殲滅！

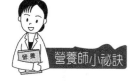

如何預防肝癌？

1. 避免黃麴毒素高的食物，如過期或發霉的花生、玉米、小麥等穀類，以及來路不明的發酵豆製品。購買包裝完整、合格製造廠的穀類食品，並注意其保存條件與期限。

2. 避免過量的酒精攝取，以免引起肝臟損傷，使肝臟產生纖維化、硬化，進而導致肝癌的發生。因此，適量的酒精攝取以每週二次以下、每次不超過兩份酒精當量為宜。一份酒精當量＝30cc高梁酒＝70cc米酒＝100cc紹興酒＝120cc葡萄酒＝250cc啤酒。

3. 戒煙。

4. 避免食用成分不明的飲食或藥物偏方，以免增加肝臟的負擔而影響其排毒功能。

5. 均衡飲食,均衡攝取各類食物,且盡量選擇新鮮自然的食物材料,避免醃燻、鹽漬、碳烤、油炸等各種加工食品。

6. 烹調以少油、少糖、少鹽為原則。

7. 每天攝取足夠的蔬果,藉蔬果中富含之維生素A、C、E、β-胡蘿蔔素等抗氧化維生素提升體內的抗氧化力和免疫力,有助於肝癌和其他癌症的預防。

健康上菜

早餐		
	低脂奶	1杯
	蔬菜三明治	1個

午餐		
	飯	1碗
	紅燒魚	半尾
	素什錦	1碟
	炒菠菜	1碟
	餛飩湯	
	新鮮果菜汁	1杯

晚餐		
	飯	1碗
	白斬雞腿	1隻
	滷百頁豆腐	1小碟
	炒高麗菜	1碟
	黃瓜湯	
	蘋果	1個

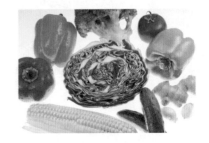

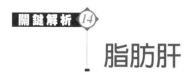

脂肪肝

「脂肪肝」俗稱「肝包油」，是現代人最常見的肝臟疾病。根據肝病防治學術基金會近年來針對上班族所作的一項研究調查顯示：43%的上班族有脂肪肝的問題，其中男性罹患脂肪肝的比率更高達49%。也就是說，約一半的男性上班族有肝包油的情形。

脂肪肝究竟是什麼？

所謂「脂肪肝」是指肝脂肪的含量超過了肝總重量的5%，或是10%以上的肝細胞出現了脂肪空泡堆積的情形。這種油滋滋的肝特別細緻光滑，像高級法國餐廳吃到的「鵝肝醬」和台灣小吃攤裡頗受歡迎的「粉肝」，都是脂肪肝的代表。

脂肪肝要命嗎？

脂肪肝到底會不會要命？主要看引起的原因是什麼。如果是酗酒或肝炎病毒引起的，常伴隨有慢性的肝臟發炎，就可能導致肝硬化及肝癌。如果是肥胖、糖尿病和高血脂症所引起的，一般比較不會導致嚴重的後遺症，但是其中仍有1/4會伴隨肝臟發炎。而在這些伴隨有肝發炎的脂肪肝病人之中，有少數會衍生出肝硬化來，所以患有脂肪肝的人還是不能太掉以輕心！

為什麼會產生脂肪肝？

造成脂肪肝的原因很多，主要的原因包括酗酒、肥胖、糖尿病和血脂肪

過高，其他少見的原因包括病毒性肝炎（如慢性C型肝炎），藥物（如類固醇、Tamoxifen）、懷孕及腸繞道手術等。上述這些原因可以引起肝細胞內的脂肪合成過多或難以排出，所以會造成脂肪的堆積。

脂肪肝有什麼症狀？

絕大部分的脂肪肝患者不會有什麼症狀，但是如果是因為酗酒引起的脂肪肝，常伴隨有肝的發炎及腫脹，病人可能因而產生右上腹脹痛、食欲不振及噁心的症狀。

如何診斷脂肪肝？

要確切診斷脂肪肝需要作切片檢查，如果檢查發現肝組織中有10%以上的肝細胞有脂肪空泡的堆積，就可以確立診斷。不過肝切片可能引起傷口疼痛和內出血，讓許多人望之卻步。所以，目前臨床上大都是使用超音波來診斷脂肪肝，它的準確率高達九成以上，值得信賴！

肝脂肪的預防和治療

患有脂肪肝的病人常會問：「有什麼藥可以吃？」事實上，目前世界上並沒有可以治療脂肪肝的藥物，想有效預防和治療脂肪肝必須靠「消除病因、少油、多動」。重點包括：

一、遠離酒精：
有脂肪肝的人應該少喝酒，若原有酗酒習慣的人更應該戒酒。

二、減重：
肥胖是引起脂肪肝的首要原因，同時脂肪肝的嚴重度也和肥胖程度息息

相關，因此「減重」是肥胖性脂肪肝患者最好的特效藥。

三、控制血糖和血脂肪：

具有糖尿病或高血脂症的脂肪肝患者應藉飲食、運動和藥物控制好自己的血糖和血脂肪，以避免脂肪肝惡化。

四、避免服用類固醇等容易導致脂肪肝的藥物。

五、少油低糖：

少吃肥肉、雞皮、蛋黃及油炸的食物；同時，也要避免吃過甜的食物，因為過甜的食物會引發身體分泌過多的胰島素，而胰島素會促進肝內的脂肪合成。此外，每天的熱量攝取應有所節制，因為所有食物只要熱量超過所需，都可能轉化成脂肪。

六、多多運動：

運動可以消耗體內過多的熱量，幫助瘦身，同時還可以達到降低血糖及血脂肪的效果。有脂肪肝的人最好每天有 30 分鐘以上的中度運動。

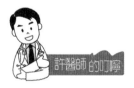

許醫師 的叮嚀

脂肪肝目前並沒有特效藥可以治療，但是初期的脂肪肝是可逆性的病變，如果能早期診斷及找出原因，對症治療，並且配合飲食的調整和適度的運動，常常可以恢復正常，並避免肝硬化的產生。

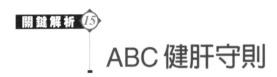

關鍵解析 15

ABC 健肝守則

　　肝臟是人體腹腔內最大的器官，兼具「合成」、「代謝」和「解毒」三項重要的功能。肝一旦老化或硬化，那麼合成白蛋白、凝血因子以及免疫補體的能力就會跟著變差，於是水腫、出血和免疫力減弱的問題便會接踵而至；同時由於代謝葡萄糖以及膽紅素的功能不足，也容易使人出現血糖過低或黃疸的情形；除此之外，每天自外界侵入人體的毒素有許多都要依賴肝臟轉化為無毒的物質，再行排出。如果肝的解毒功能發生了障礙，那麼即使是一個小小的「便祕」，都可能使人因為無法排解宿便中的毒性物質，進而導致肝昏迷。所以有句廣告台詞說：「肝要好，人生才會是彩色；肝若歹，人生就會反黑白！」實在所言不虛！

哪些因素會造成肝的老化或損傷？

　　在日常生活中，造成肝傷害的原因很多；在這林林總總的原因中，「肝炎病毒」可以說是造成肝機能受損的頭號殺手。目前世界上所發現的肝炎病毒主要有5種，其中A型及E型肝炎病毒，主要是經由飲食傳染，只會引起急性肝炎；而B型、C型及D型肝炎病毒，主要是經由血液及精液傳染，可引起急性肝炎、慢性肝炎及肝硬化，甚至還會導致肝癌。除此之外，在我們周遭的環境中，事實上也潛伏著許多會傷害肝細胞的因素，會加速肝老化的腳步，例如：煙、酒、毒素（如黃麴毒素、農藥、四氯化碳、多氯聯苯、戴奧辛）、脂肪聚積、藥物過敏等等。而台灣土產的「本首烏」（學名「黃獨」），也具有肝毒性，常有商人把它說成「何首烏」在市場或風景區來販賣，有些人因為急著想讓白髮變黑，大量食用後，引發肝炎。

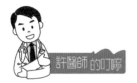

許醫師 的叮嚀

有關肝老化的預防，最要緊的是必須時時刻刻對可引起肝細胞受傷的物質敬謝不敏。以下便是簡易而又重要的「ABC健肝守則」：

A、預防由飲食傳染的「A型及E型肝炎」：

　　A型及E型肝炎主要是經口傳染，想預防這類的肝炎須注意三大原則：

　1.養成飯前及便後用肥皂或洗手乳充分洗淨雙手的好習慣。

　2.避免到衛生環境不佳的餐廳或路邊攤用餐。

　3.不喝生水，少吃生食，同時與人共餐時，最好使用公筷母匙。

B、預防由血液及精液傳染的「B、C、D型肝炎」：

　　B型、C型及D型肝炎都是由血液及精液傳染，它們是目前造成台灣肝硬化及肝癌肆虐的罪魁禍首，要防治這類肝炎要注意四大原則：

　1.作好肝炎的預防注射：孕婦在懷孕時要接受B型肝炎的篩檢，如果是B型肝炎帶原者，而且B型肝炎病毒的E抗原是陽性（表示具有高傳染性）時，所產下的新生兒務必於出生24小時內，接受B型肝炎免疫球蛋白；並且於出生後的3～5天、1個月及6個月各接受一劑B型肝炎疫苗；至於其他新生兒只要按時接受B型肝炎疫苗的預防注射就可以了。此外要注意的是，如果性伴侶是B型肝炎或C型肝炎的帶原者，在嘿咻時，男方應該要戴保險套，因為B型及C型肝炎是可以靠性行為傳染的；此外，目前有B型肝炎疫苗可注射，性伴侶是B型肝炎帶原者的人可以至醫院檢測，看看自己是否已有B型肝炎病毒的免疫力，並請教醫師是不是應該接受B型肝炎疫苗或免疫球蛋白的預防注射。

　2.避免不必要的輸血、打針、針灸、刺青、紋眉或穿耳洞。

　3.不共用牙刷及刮鬍刀。

　4.不嫖妓或有過多的性伴侶，同時應注意安全的性行為。

C、避免「煙（Cigarette）、酒、脂、毒、藥」所造成的肝傷害：

　　肝臟的老化來自許多外在與內在氧化壓力，要減緩肝的老化需要避免香煙、酒精、脂肪、毒素以及藥物所造成的各種肝傷害，作好以下五大原則：

　1.遠離煙酒。

　2.少吃油膩及過甜的食物，每天作適量的運動。

3. 不吃發霉過的食物（特別是花生或來路不明的花生醬、花生粉），以避免攝入致癌的黃麴毒素。

4. 少服用偏方或未經證實其安全性的營養食品，同時避免服用不必要的藥品。

5. 多吃蔬菜水果，以補充足夠的維生素，增強體內的抗氧化能力。

只要能確實作到以上「3A－4B－5C」的健肝守則，必然能使你有個好心肝，讓生命活出光彩。

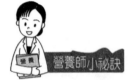

保肝小祕訣

1. 維持理想體重：過多的熱量攝取，會增加肝臟脂肪的堆積，而加重肝功能失調。

2. 宜採新鮮、清淡、高纖及均衡飲食：食物選擇應多變化，減少過度精緻食品，避免一些高鹽食品和調味品的使用，及油炸或油煎烹調方式。

3. 多食用含維生素Ａ、Ｃ的黃綠色蔬菜及水果：每天至少要吃3小碟蔬菜（1碟約煮熟的蔬菜半碗）和2份水果。

4. 避免喝酒：因酒精會增加肝臟的負擔，增加罹患肝癌及肝硬化的機會。

5. 發霉的米、花生或玉米等食物容易產生黃麴毒素而致癌。多食用天然食物、避免發霉食品，少吃刺激、辛辣、添加過多人工香料、防腐劑及燻烤的食品。

6. 食物務必煮熟，避免生食。

7. 避免補充過量維生素、不隨便服用偏方。不當且過量的維生素補充會增加肝臟的負擔，甚至產生毒害；而所謂的「補肝」極品或草藥，很可能會愈補愈加重病情。

8. 食欲不振時，可以少量多餐、給予高營養密度的食品（如：布丁、玉米濃湯、商業配方營養品等），以符合身體的營養需求。

9. 日常生活作息應該保持規律、不熬夜，保持充足的睡眠。

10. 適度運動，以促進新陳代謝及預防便祕。

健康上菜

早餐

低脂奶	1杯
菜包	1個

午餐

飯	1碗
清蒸魚	半尾
紅燒豆腐	1碟
炒青花菜	1碟
蚵仔湯	
新鮮果菜汁	1杯

晚餐

五穀飯	1碗
香菇雞	1碟
蒸蛋	1小碗
炒甜椒	1碟
鮮魚湯	
柳丁	1個

代謝症候群

　　「代謝症候群」是指一個人同時出現了多項的代謝功能和心血管功能異常，其中包括了中廣型肥胖、血糖高、血脂高和血壓高。在台灣，代謝症候群的盛行率為15%（男性17%；女性14%）。「代謝症候群」其實是一種「生活習慣病（Life style-related disease）」，患有這種症候群的人如果不盡快注意改善自己的飲食和生活習慣，將來很容易就會得到糖尿病、高血壓、心臟病和腦中風等困擾終身的慢性病；相反的，如果能夠及早發現，加以防治，便能享受健康快樂的人生！

為什麼會產生代謝症候群？

　　代謝症候群的產生主要是由於身體對「胰島素」的利用效能減弱，也就是產生了所謂「胰島素抗性（Insulin resistance）」，這可能跟本身的體質與老化現象有密切關係。人體胰臟所分泌的胰島素就像一把鑰匙，可以開啟血糖進入細胞的大門，同時還參與了血脂的代謝。當人體因體質或老化因素導致對胰島素的利用效能減弱時，血液中的糖分便無法有效進入細胞之內，血糖便會偏高；同時當「胰島素抗性」產生時，體內的脂肪組織也容易被分解，流到血液之中，因此高血脂的情形也會隨之而來。而當血中的脂肪過多，便容易在血管壁不斷堆積，造成血管狹窄，進而引起高血壓、缺血性心臟病和腦中風。

如何診斷代謝症候群？

　　代謝症候群的指標共有下列五項，如果符合其中三項，就可以判定有代

謝性症候群：

代謝症候群的指標	異常值
腹部肥胖	腰圍：男性＞90公分（35.5吋）、女性＞80公分（31.5吋）
血壓上升	收縮壓（高壓）＞130mmHg／舒張壓（低壓）＞85mmHg
空腹血糖上升	空腹血糖＞100mg/dl
三酸甘油脂上升	三酸甘油脂＞150mg/dl
高密度脂蛋白膽固醇過低	男性＜40mg/dl、女性＜50mg/dl

如何防治代謝症候群？

代謝症候群的治療不是靠吃藥，而是靠健康的飲食與生活習慣。許多研究顯示，低油、低糖和低鹽的飲食，以及低熱量的攝取、適當的運動，可以有效的預防和改善代謝症候群：

一、低油、低糖、低鹽的飲食：

低油、低糖、低鹽的飲食是戰勝代謝症候群的第一步，有代謝症候群的人平時應少吃富含膽固醇（如肥肉、豬腦、蟹黃、魚卵與蛋黃）及飽和脂肪酸（如奶油、牛油、豬油、蛋黃等動物性脂肪）的食物；同時，也要避免用油炸、香煎、爆炒的方式烹調。另外，炒菜時最好少使用含飽和脂肪酸多的豬油，而用含不飽和脂肪酸高的植物油（如橄欖油、花生油、苦茶油等）來代替。平時應多吃含有膳食纖維的蔬菜、水果，因為蔬果中的膳食纖維質可以延緩葡萄糖的吸收，幫助血糖控制；同時也可以降低膽固醇的吸收，預防心血管疾病。

此外，有代謝症候群的人應少吃甜食或含糖飲料，因為過甜的食物會引發身體分泌大量胰島素，而胰島素會促進體內脂肪合成，加重肥胖的問題。另外，有代謝症候群的人也最好吃得清淡一些，因為鹽分會促進體內水分的

滯留，導致血壓上升。

二、低熱量的攝取

　　有代謝症候群的人必須作攝食的熱量管制，平常進食時，吃七分飽即可，千萬不要吃得太撐。只要吃到感覺不餓時，就該放下筷子，停止進食。事實上，適當的低熱量飲食是最安全而有效的瘦身方法，每天如果真能減少500大卡的食物攝取，每週大約可以減輕0.5公斤的體重喔！只要能持之以

推薦飲食

種類	特性	推薦選擇
五穀及其製品	富含碳水化合物及膳食纖維、低飽和脂肪酸、低膽固醇及總脂肪。	糙米飯、全穀類麵包、早餐穀片、燕麥、大麥。
蔬菜類及水果	重要維生素、膳食纖維、植物性化學因子（如茄紅素、花青素、多酚類等）來源。	深綠色的各式蔬菜、蘋果、香蕉、番茄、西瓜、芭樂、奇異果等各種水果。
豆類	為良好植物性蛋白質來源，可部分取代動物性蛋白質之食物，避免攝取過多肉類蛋白質所附帶的飽和脂肪酸及膽固醇。	毛豆、豌豆、四季豆、黃豆、菜豆等豆類；豆漿、豆腐等大豆製品。
乳製品	提供豐富的鈣質及蛋白質。	脫脂或低脂牛奶；優格、優酪乳。
魚類、肉類、蛋類	魚肉及去皮的雞肉含有較低的飽和脂肪酸；瘦肉為豐富的蛋白質及鐵質來源，並含有較少量的脂肪。	魚肉；去皮的雞肉；去除肥肉的瘦豬肉；白煮蛋。
油脂類	杏仁、開心果等堅果類及種子，雖然熱量及脂肪含量都很高，但是其脂肪多為不飽和脂肪酸，而且攝取堅果類可調降壞的膽固醇。	不飽和植物油，如橄欖油、大豆油、芥花油；堅果類及種子。

恆，日積月累下來，相信一定會讓你（妳）恢復曼妙的好身材。用低熱量飲食減重法減重時，一般建議，每天的攝食以1200～1400大卡為原則。但記得不論男性或女性，每天攝取的食物熱量不可以低於1000大卡，否則是會造成身體傷害的喔！

三、適當的運動

運動能燃燒脂肪、降低血中膽固醇及血糖、避免肥胖、增強肌肉質量，還能增加身體對胰島素的使用效能及增進心肺功能，促進生長荷爾蒙分泌，延緩老化。有代謝症候群的人比平常人的運動量要多一點，才能達到減重的目的。一般而言，每天要有「30分鐘以上的中度運動量」或「90分鐘以上的輕度運動量」。

每個人最好把運動融入自己的日常生活中，同時可以藉「分期付款」的方式，把每天的運動平均分配到幾個時段。例如：我喜歡每天早上6點及晚上10點各作15分鐘的原地慢跑，這是我每天的「健康時間」，感覺效果相當不錯。剛開始從事運動的人不必心急，不妨循序漸進。起初一週只要達到目標值的一半即可；而第二週起則每週增加5分鐘的運動時間，直到達到目標值為止。至於膝關節不好、不方便快走或慢跑的人，可以考慮以散步、游泳、騎固定式自行車來作運動，此外也可以仰躺於床上，做各式各樣的伸展運動。不過，特別需要注意的是，在運動過程中，如果發現自己有胸痛、嘔吐、呼吸困難或肌肉關節疼痛的情形，千萬不可勉強，必須立即暫停運動，坐下休息。

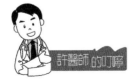

在代謝症候群的指標中，最容易被一眼看出的就是腰圍。腰圍過大，表示腹部囤積過多脂肪，也代表內臟裡的脂肪過多。當你發現自己的腰圍超過標準時，就應該趕緊量量血壓，驗一下空腹血糖、三酸甘油脂和高密度脂蛋白膽固醇（也就是一般所謂的「好的膽固醇」），看看是不是有代謝症候群上身了！如果不幸發現自己罹患了代

運動熱量消耗表

運動項目	熱量消耗
散步（4公里 / 小時）	3.1大卡 / 每公斤體重 / 小時
快走（6公里 / 小時）	4.4大卡 / 每公斤體重 / 小時
慢跑	5.1大卡 / 每公斤體重 / 小時
快跑	13.2大卡 / 每公斤體重 / 小時
下樓梯	7.1大卡 / 每公斤體重 / 小時
上樓梯	10.0～18.0大卡 / 每公斤體重 / 小時
騎腳踏車（8.8公里 / 小時）	3.0大卡 / 每公斤體重 / 小時
騎腳踏車（20.9公里 / 小時）	9.7大卡 / 每公斤體重 / 小時
跳舞	5.1大卡 / 每公斤體重 / 小時
游泳（0.4公里 / 小時）	4.4大卡 / 每公斤體重 / 小時
高爾夫球	3.7大卡 / 每公斤體重 / 小時
網球	6.2大卡 / 每公斤體重 / 小時
乒乓球	5.3大卡 / 每公斤體重 / 小時
排球	5.1大卡 / 每公斤體重 / 小時
羽毛球	5.1大卡 / 每公斤體重 / 小時

謝症候群，要了解「自己的健康要靠自己悍衛」，記得一定要盡快改善自己的飲食及運習慣動，以避免將來成為糖尿病、心臟病和腦中風等慢性疾病的俘虜喔！

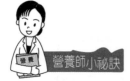

營養師小祕訣

正確減重

減肥時，首先要注意飲食均衡，營養足夠。減肥是要避免攝取過多的熱量，減重的速度不宜過快，否則容易造成身體上其他代謝的不正常，對身體有害無益。每週約減少0.5～1公斤，持續減輕，對

身體才不會產生不良影響。

　　正確的減肥方法，是以均衡的飲食為原則，適量的控制飲食，減少熱量的攝取，並改變不當的飲食行為，建立正確的飲食習慣，配合適當的運動，以期更有效果。

如何計算你的理想體重

　　身體質量指數（Body Mass Index ；BMI），是依體重和身高關係訂定的體型指數，通常與身體脂肪的含量成正比的關係。

計算方式為：

　　身體質量指數（BMI）＝體重（公斤）／身高^2（公尺^2）

成人肥胖定義

	身體質量指數（BMI）（kg/m2）	腰圍（cm）
體重過輕	BMI < 18.5	
正常範圍	18.5 ≦ BMI < 24	
異常範圍	過重：24 ≦ BMI < 27	男性：≧ 90公分
	輕度肥胖：27 ≦ BMI < 30	女性：≧ 80公分
	中度肥胖：30 ≦ BMI < 35	
	重度肥胖：BMI ≧ 35	

減重飲食技巧

1. 三餐定時定量。
2. 改變進餐程序：喝湯→吃菜→吃肉及飯。

成人理想體重範圍

身高（公分）	理想體重範圍（公斤）	身高（公分）	理想體重範圍（公斤）
145	39.0～50.5	166	51.0～66.0
146	39.0～51.0	167	51.5～67.0
147	40.0～52.0	168	52.0～68.0
148	40.5～52.5	169	53.0～68.5
149	41.0～53.0	170	53.5～69.0
150	41.5～54.0	171	54.0～70.0
151	42.0～55.0	172	54.5～71.0
152	42.5～55.5	173	55.0～72.0
153	43.0～56.0	174	56.0～72.5
154	43.5～57.0	175	56.5～73.5
155	44.5～57.5	176	57.0～74.0
156	45.0～58.0	177	58.0～75.0
157	45.5～59.0	178	58.5～76.0
158	46.0～60.0	179	59.0～77.0
159	46.5～60.5	180	60.0～77.5
160	47.0～61.5	181	60.5～78.5
161	48.0～62.0	182	61.0～79.5
162	48.5～63.0	183	62.0～80.0
163	49.0～64.0	184	62.5～81.0
164	49.5～64.5	185	63.0～82.0
165	50.0～65.0	186	64.0～83.0

3. 改變食物選擇：
   - 去皮、去肥肉，只吃瘦肉。
   - 選擇帶骨帶殼的肉類及海產。
   - 盡量把肉類切成絲。
   - 避免油炸食物。
   - 避免食物勾芡。
   - 少喝果汁，多選用新鮮水果。
4. 細嚼慢嚥。
5. 一定在餐桌上進食。
6. 不一邊進食一邊聊天或看電視。
7. 不以食物來發洩怒氣或壓力。
8. 不要成為家中剩飯剩菜的處理器。
9. 家裡不存放零食。

減肥時，如何拒絕食物誘惑？

1. 預先計畫每日飲食。
2. 進入餐館前，先決定好要點的菜。
3. 購物前，先列好採購單。
4. 先吃飽再購物，以免不知不覺中購買了多餘的雜糧、餅乾、點心類食品。
5. 減少購買已調理好的食物，如微波爐食品，不但熱量高，且由於方便，很容易使人多吃或常吃。
6. 通知朋友們勿送糖果、巧克力、餅乾蛋糕等高熱量的食物。
7. 減少進入蛋糕店及點心部門。
8. 吃完飯後，立刻離開餐桌。
9. 定時吃飯，不要接近冰箱。
10. 把零食及其他高熱量的食物收藏起來。

食物熱量分類表

食物類別	低熱量食物類	中熱量食物	高熱量食物及空熱量食物
五穀根莖類及其製品		米飯、土司、饅頭、小餐包、麵條、玉米、蘇打餅乾、高纖餅乾、清蛋糕、芋頭、番薯、馬鈴薯、早餐穀類、皇帝豆	起士麵包、波蘿麵包、奶酥麵包、油條、丹麥酥餅、夾心餅乾、小西點、鮮奶油蛋糕、派、爆玉米花、甜芋泥、炸甜薯、薯條、八寶飯、八寶粥
奶類	脫脂奶	全脂奶、調味奶、優酪乳（凝態）、優酪乳（液態）	奶昔、煉乳、養樂多、乳酪
魚、肉、蛋類	海蜇皮、蝦、海參、烏賊、蛋白、魚肉（背部）	瘦肉、去皮之家禽肉、雞翅膀、豬腎、魚丸、貢丸、全蛋	肥肉、三層肉、牛腩、腸子、肉醬罐頭、魚肚、油漬魚罐頭、香腸、火腿、肉鬆、魚鬆、炸雞、熱狗、鹽酥雞、蛋黃
豆類	豆腐、黃豆乾、豆漿（未加糖）	甜豆花、鹹豆花	油豆腐、油腐泡、炸豆包、炸臭豆腐、麵筋
蔬菜類	各種新鮮蔬菜及菜乾		炸蔬菜
水果類	新鮮的水果	純果汁（未加糖）	果汁飲料、水果罐頭
油脂類	低熱量沙拉醬		油、奶油、沙拉醬、培根、花生醬
飲料類	白開水、礦泉水、低熱量可樂、低熱量汽水		一般汽水、果汁汽水、可樂、運動飲料、沙士、可可、各式加糖飲料
調味、沾料	鹽、醬油、白醋、胡椒、蔥、薑、蒜、五香粉、芥末		糖、番茄醬、沙茶醬、香油、蛋黃醬、蜂蜜、果糖、蠔油、蝦油
甜點	未加太多糖的果凍、仙草、愛玉、粉圓、木耳		糖果、巧克力、冰淇淋、冰棒、甜筒、冰淇淋糯、冰淇淋蛋糕、甜甜圈、酥皮點心、布丁、果醬
零食		牛肉乾、魷魚絲	速食麵、漢堡、豆乾條、花生、瓜子、腰果、開心果、杏仁、洋芋片、蠶豆酥、各式油炸製品、蜜餞
速食、常見餐點		飯糰（不放油條）、三明治（不加沙拉醬）、水餃、非經油炸的速食麵（不放油包）	餡餅、水煎包、鍋貼、油飯、速食麵、漢堡

1200卡食譜舉例

早餐
| 饅頭 | 半個 |
| 無糖豆漿 | 1碗 |

午餐
飯	1碗8分滿
	（約150公克）
清蒸魚	1塊（約2兩）
紅燒蒟蒻	
涼拌四季豆	
蘿蔔清湯（白蘿蔔、香菇適量）	
小蘋果	1個

晚餐
米粉湯	
米粉	100公克
瘦肉絲	2湯匙
小蝦子	3隻
青菜	多量（樣）

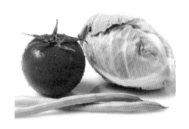

Part III

抗老養生，常保青春

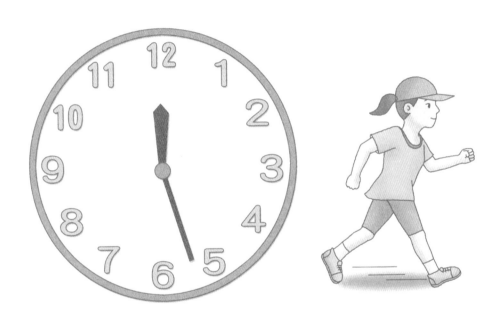

關鍵解析 1

老化與疾病

　　身為一位腸胃科醫師，我很幸運，有機會經由胃鏡及腸鏡觀察到無數病患的「胃相」及「腸相」，並且接觸到形形色色的胃腸疾病。而當醫生有一種「特權」，是任何其他行業的從業人員所沒有的！也就是有權利問病患形形色色與健康相關的私人的問題。我們可以在與病患談論病情3分鐘後，即刻請教他（她）有關年齡、性別、身高、體重、職業、嗜好、婚姻狀態、飲食習慣、生活習性、過去病史等問題，以及是否有抽煙、喝酒、吃檳榔等習性。有時還可以視病情需要，請教病患是否有同性戀傾向、性生活是否美滿，以及在工作上是否面臨重大壓力等等具隱私性的問題。因此我們得以像個偵探一樣，從人的各個面向，抽絲剝繭，找出導致病患生病的真正原因。

　　在歷經千山萬水，探索千萬個病患的致病原因後，我發現「累積性的器官傷害」和「自然老化」是引起絕大多數疾病的「元凶」。也許，我們可以說：「老化會讓累積性傷害所造成的弱點現形！」

造成老化的因素

　　簡單的說，在我們的身體中，每一個系統都具有十分可觀的儲備功能，讓我們在年輕的時候，可以承受各種小傷害，而不立即出現疾病。在日常生活當中，常見造成小傷害的因子包括：

1.不健康的飲食：

　　如三高一低（高油、高糖、高鹽、低纖維）的飲食。

2.不良的生活習慣：

　　如抽煙、酗酒、吃檳榔、缺乏運動。

3.微生物的感染：

如病毒、細菌、黴菌和寄生蟲。

4.毒素的破壞：

如防腐劑、人工色素、反式脂肪酸、非法食物添加物（如三聚氰胺、去水醋酸）、殘留在菜葉上的農藥、化學肥料、清潔劑、汽機車排放的廢氣、二手煙、廚房油煙、輻射線、電磁波。

5.精神上的壓力：

如緊張、焦慮、憂鬱。

6.外傷：

如扭傷、割傷、骨折等等。

然而，各種小傷害是會日積月累、聚沙成塔的。在我們年過35以後，「老化現象」會讓各個系統的功能逐年衰退，當某一個器官的功能衰退至一個關鍵程度，它的衰竭便會漸漸開始「現形」。這也就是為什麼，一些老煙槍年輕的時候一天抽3包煙都沒事，但是年齡大時，懂得愛護身體，不抽煙了，但卻愈咳愈厲害。又如有些人，年輕時每天喝到爛醉如泥，但是第二天醒來還是可以精力充沛，生龍活虎，照常工作；然而，年過40之後，酒喝得少了，但肝硬化、肝癌、黃疸、腹水等要命問題卻接踵而至。不少病人會感到大惑不解：「為什麼不喝酒反而會出問題呢？」其實這些朋友是早在20年前，就把自己的健康本錢，經由一些小傷害給揮霍殆盡了！所以「魔鬼總在細節裡」，年輕時各種小傷害所造成的影響「不是不報，時機未到」。

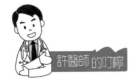

許醫師的叮嚀

小酌紅酒可預防心血管疾病的理論一直深受酒客們的青睞。但是到底一天喝多少酒才算小酌，不致危害健康呢？

研究顯示：每天酒精攝取量應在10公克以下，才不致危害健康。按此標準，紅酒的酒精濃度約14%，一天最多只能攝取71cc；啤酒的酒精濃度約4.5%，一天最多能喝222cc；保利達P酒精濃度約10%，一天最多能喝100cc；至於XO的酒精濃度很高，約40%，一天最多只能攝取25cc！

抗老大作戰

事實上，有關「老化」這檔事，上帝是極度公平的！在自然界中，每一種生物都會有老化的情形，這種「設定凋零（Apoptosis）」的生命現象，是確保我們賴以生存的地球不致物滿為患的自然機制。而老化現象雖然進展緩慢，無聲無息，但事實上卻無時無刻不在進行。我們若想青春長駐，遠離疾病，最重要的就是全面對抗各種破壞因子的入侵，好好疼惜我們身上的每一個細胞，避免其儲備功能的折損。

在本單元中，我們希望能告訴渴望健康的朋友，如何遠離毒素侵害，並藉健康的飲食、適度的運動以及攝取青春元素來預防疾病，讓自己活出璀璨的人生。

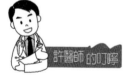

人一生的生理機能是呈拋物線行進，20到30歲是生命機能的「黃金頂峰」；但是35歲過後，各種生理機能就會下滑；到了55至60歲，老化會迅速地加快。雖然說35歲到60歲是抗老化的關鍵年齡，但每個人自出生以後，各種有害因子所造成的累積性傷害，是年老時「疾病發生的催生劑」，所以35歲之前就必須開始注意建構「抗病」的防禦工事，日後才可能有一個「健康長壽」的未來！

關鍵解析 ②

遠離毒素

　　近來，環境污染和黑心食品的新聞屢屢被報導，使得許多人猶如驚弓之鳥，急欲將體內的「毒素」排除，也讓各種排毒餐大行其道，同時坊間的排毒書籍也紛紛躍上健康排行榜。但是，吃「排毒餐」或「排毒果汁」真的有效嗎？真的就可以讓癌症消失於無形嗎？事實上，「防毒」遠比「排毒」更為有效而實際，如果我們能好好注意日常生活的保健，就能防範掉一半以上的毒素。

毒素從何而來？

　　而要防毒，首先要了解毒素自何而來。事實上，現代人生活的環境中充滿著形形色色對人體有害的物質，包括：（1）動植物的天然毒素；（2）致病微生物；（3）重金屬和各種化學合成毒素。據統計，自工業革命以來，已經有數百萬種新的化學物質進入了我們所處的環境中，污染了我們的空氣、水、土地和食物。這些有害人體的化學物質來自工廠排放的廢棄物，農業用的殺蟲劑、除草劑，化學肥料、飼料中添加的抗生素及荷爾蒙，汽車排放的廢氣，家用清潔劑、洗衣精、洗碗精，除臭劑、油漆、建材中的揮發性粘著劑，衣服上的染劑、漂白劑、螢光劑，食品中添加的人工色素、防腐劑、填充劑、化學香料。它們可能透過呼吸、皮膚接觸和飲食進入到我們的體內，進而產生各式各樣的反應，影響我們未來的命運。

許醫師的養生祕方

　　以下，提供各種防毒與排毒的良策供讀者參考：

一、食用「當地、當季」的食材

攝取食物首重「新鮮」，因為新鮮食材保存的營養成分最多，而且不必添加任何防腐劑和人工色素。相反的，各種食材在長期保存或運送的過程中，都會有營養成分流失及變質腐敗的問題，所以在選擇食材時，不論肉品或蔬果，都應把握「當地、當季食材」的原則，少吃醃製的食品或罐頭。

二、去除蔬果表面的農藥

蔬菜究竟應如何處理，才能去除殘留農藥呢？最有效而方便的方法是「用大量清水沖洗」，但記得應使用大量流動的清水，而非單用浸泡的水來清洗喔！同時，高麗菜等包葉菜類不妨先把外圍的一、二片葉子去掉，再一片一片拆下內在葉片好好沖洗；至於根莖菜類清洗後，最好還是削皮後再食用，以避免吃到殘留農藥。

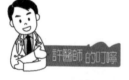
許醫師 的叮嚀

水果也是食物中維生素、礦物質和酵素的絕佳來源，西瓜、鳳梨、香蕉、橘子等皮較厚的水果，一般大家都是去皮後食用，可兼顧營養與衛生。至於蘋果、芭樂等皮薄的水果，需考慮是否有農藥殘留在水果皮上，如果不確知水果的產銷過程，不妨還是用大量清水沖洗乾淨或去皮吃比較衛生。如果把水果打成果汁以後，最好能盡快喝下，至少要在20分鐘內喝完，因為果汁在空氣中存放過久，其內的維生素會因氧化作用而喪失功能。

三、留心生機飲食中的蟲蟲危機

蔬果中富含大量的維生素，具有良好的抗氧化功能，但是蔬菜在水煮3分鐘之後，內含的維生素與酵素會被大量破壞，因此想要吃到營養豐富的蔬菜，水煮的時間最好不要超過「1分鐘」，這也就是為什麼主張「生機飲食」的學者強調吃「未經烹煮的新鮮蔬菜」的原因。但是非常值得注意的是：食物若未經烹煮，可能會殘存活的寄生蟲卵及

細菌。我曾遇到許多位病人因為吃生機飲食而得到蛔蟲（可引起營養不良）、肝吸蟲（可引起膽管炎及膽管癌）及廣東住血線蟲（可引起腦膜炎）感染。所以煮青菜時，如果希望蔬菜保有豐富的維生素和酵素，同時兼具衛生無菌的健康原則，最好的方式是「汆燙30秒至1分鐘」。因為汆燙3分鐘以上，營養素會流失過多；而完全不煮則更可怕！有可能成為寄生蟲的「祭品」。

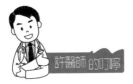

「生機飲食」和「有機飲食」意義不同，前者是指「食用未經烹煮的食物」，後者則是指「食用不使用農藥、化學肥料和生長調節劑栽種的食物」。「有機飲食」是好的，可避免身體受到農藥等毒素的傷害；但是，「生機飲食」是具有一些危險性的，雖然可以充分攝取到食物的營養素，但是也可能同時攝取到細菌和寄生蟲的蟲蛋，成為細菌和寄生蟲的「祭品」。此外，要注意：在台灣，千萬不要吃淡水魚所做成的生魚片，因為其內很可能有中華肝吸蟲的幼蟲寄生。

四、食用有機蔬果

目前不少農民為了使蔬菜賣相好，常於蔬菜栽種時噴灑大量農藥，這些農藥如果不小心攝入，日積月累，勢必會造成人體的傷害。因此，如果經濟許可，不妨選擇有機蔬果當食材。有機蔬果在種植的過程中，不使用農藥、化學肥料和生長調節劑，栽種成本較高，因此相對地價格也較為昂貴。不過從健康的觀點來看，花一些小錢食用「零污染」的蔬果，實在會比將來飽受疾病之苦及花大錢治病要來得好！

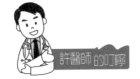

目前有機蔬果當紅，價格往往往上翻了幾倍。雖然市面上充斥著標示有機、生機、無毒栽培、自然生態農耕的生鮮蔬果，但是掛羊頭賣狗肉的高價蔬果隨處可見，究竟如何才能買到貨真價實的有機蔬果呢？事實上，在台灣分辨有機蔬果最重要的是要辨識蔬

果上是不是貼有行政院農委會認可之「台灣有機農產品CAS」標章。想買到真正的有機蔬果,不妨到信譽卓著的超級市場(如松青超市、頂好超市、遠東百貨超市、家樂福、大立百貨超市、漢神百貨超市)或有機專賣店購買標示有「台灣有機農產品CAS標章」的有機蔬果。

五、每天喝2000cc以上的水

腎臟是人體的「廢水處理場」,可以將血液中的許多毒素濾出。進行這項重要工作需要靠大量的水將廢物運走,所以,我們每天最好能喝2000cc(約8大杯)以上的水,來幫助腎臟進行排毒。

六、攝取足量的膳食纖維

膳食纖維是腸道大掃除的好幫手,它們可以吸附毒素以減少有害物質被腸黏膜吸收;還可以刺激腸道蠕動,幫助排便。膳食纖維可以分為「水溶性纖維」與「非水溶性纖維」二大類。前者包括果膠、植物膠,能溶於水,形成膠狀而具有黏性的物質,可以吸水膨脹,增加糞便體積,以幫助排便,還可以吸附腸內過多的脂肪,避免血脂肪增高。後者則包括纖維素和木質素,不溶於水,為較粗的纖維,可以直接刺激胃腸蠕動,也可以吸水以增加糞便體積。蔬菜和水果中富含膳食纖維,成人每天至少應吃7份(7個拳頭大)的蔬菜或水果,來幫助腸道排毒。

七、增加腸道內「益生菌」數量

腸道內有400種以上、為數達100兆的細菌,其中85%的細菌是正常無害的,其他15%的細菌則可能造成腸道的損壞。益生菌是一群腸內正常無害的細菌,它們種類繁多,可以產生乳酸及酵素,來促進腸道蠕動。每天食用益生菌,可以抑制腸內的壞菌生長,增強免疫力,還可以避免便祕。

八、補充維生素

蔬菜水果攝取量少的年輕人或維生素需求量較大的銀髮族,不妨每天補

充一顆綜合維生素以確保體內基本的抗氧化能力。

九、少吃醃製或煙燻的食物

醃製的臘腸、香腸內含有較多的硝酸鹽（nitrate），可經腸胃道菌還原成亞硝酸鹽（nitrite），再與某些食物產生化學反應，形成亞硝酸胺（nitrosamine），這是一種強力致癌物質，應該少吃。此外，碳烤或煙燻的食物含有許多「多環碳氫化合物」的致癌物質，也不宜吃太多。

十、避免吃含有「反式脂肪酸」的氫化油

大部分的天然植物油含有大量的不飽和脂肪酸，容易被氧化，不耐久放。但經過「己烷」的作用，變成「反式脂肪酸」後，分子結構便會十分穩定，可耐高溫，且不易變質，同時油炸時還可使食品變得香脆可口，因此商家常用含反式脂肪酸的油來炸洋芋片、薯條、油條、甜甜圈、鹽酥雞、排骨和臭豆腐。此外，植物性人工奶油（乳瑪琳）及許多品牌的奶精中，也含有反式脂肪酸。反式脂肪酸在人體中會造成傷害，且難以被分解，它具有增高人體中的低密度脂蛋白（俗稱壞的膽固醇）、增加心血管疾病及腦中風風險的壞處；另外，它也可能會誘發過敏反應，甚至引起癌症。所以，我們在日常生活中，購買洋芋片、餅乾、奶精等食品時，務必注意其外包裝的成分標示，避免食用含有「反式脂肪酸」的食物。

十一、避免吃過度氧化的「回鍋油」

許多植物油在烹飪時，經過高溫加熱，可能引起劇烈氧化，而產生有害人體的自由基。同時，如果反覆地高溫油炸，還可能產生丙烯胺等致癌物質。所以在飲食上要盡量避免吃到用「回鍋油」炸出的食品（如臭豆腐、炸排骨、香雞排）。

十二、勿吃含有黃麴毒素的食品

花生及玉米等農作物在儲放不當時，會被黃麴黴菌所污染，黃麴黴菌會

產生致癌性極強的「黃麴毒素」。許多動物實驗已證明：黃麴毒素可引起動物之肝癌的產生。所以，吃花生及玉米時須注意是否有發霉的情形。若有，千萬不可食用。此外，來路不明的花生粉、花生醬最好也能避免食用。

十三、遠離煙害及空氣污染

抽煙會吸入多環芳香碳氫化物、尼古丁、一氧化碳等許多的有害物質，研究顯示：抽煙可以誘發肺癌、食道癌、胃癌、肝癌及膀胱癌，還會導致慢性支氣管炎、腦中風及冠狀動脈疾病，每抽一根煙約會減少11分鐘的壽命，因此我們如果想遠離癌症，務必要做到戒煙，並且拒吸二手煙。此外，汽機車排放的廢氣與炒菜產生的煙霧也都含有許多致癌物質，應該盡量遠離廢氣；同時，炒菜時應使用功能好的抽油煙機，快速有效地吸走油煙。

十四、根除幽門螺旋桿菌

在台灣，有54%的人受到幽門螺旋桿菌的感染，被感染的人幾乎百分之百會產生胃炎，同時約有20%日後會產生胃潰瘍或十二指腸潰瘍，另外有0.5%～1%的人會發生胃癌或胃的淋巴瘤。目前幽門螺旋桿菌已被確定是致癌因子，因此具有慢性胃炎、胃潰瘍、十二指腸潰瘍、胃癌或胃淋巴瘤的人，都應請醫師為其檢測是否有幽門螺旋桿菌感染。如果不幸自己的胃內有「蟲蟲危機」，就必須接受除菌治療。

十五、注意慢性 B 型及 C 型肝炎的防治

慢性 B 型及 C 型肝炎感染是造成台灣肝癌及肝硬化盛行的主因，這兩種病毒都可能經由血液、精液傳染。要避免被其感染，必須避免紋眉及紋身、使用可拋棄式針頭、避免共用剃鬍刀及牙刷和注意安全的性行為。B 型肝炎病毒目前已有疫苗可以防治，未曾被 B 型肝炎病毒感染過的人，最好能接受預防注射。

關鍵解析 3

快樂是回春良藥

　　壓力會使人老化得特別快，而且這種老化是全身性的。在古老的中國傳說曾提到，伍子胥過昭關，一夕之間頭髮全白，足見壓力的可怕。在2004年美國國家科學協會的一篇學術報告中，也曾指出長期處於高壓力狀態的人，老化會比常人快上9～17年。

壓力如何造成老化？

　　壓力之所以會造成老化，主要是由於壓力會牽動人體的「自律神經系統」和「內分泌系統」。人體的自律神經分為「交感神經」和「副交感神經」，二者平時互相拮抗，達成生理平衡。當壓力到來時，交感神經會隨之興奮，使呼吸心跳加速，肌肉緊縮，血糖升高；此時，副交感神經會受到壓抑，其所管理的胃腸道功能也會受到抑制，因此胃腸蠕動會隨之減緩，唾液分泌也跟著減少。此外，壓力也會促使人體的腎上腺分泌大量的腎上腺素，促使血管收縮，血壓上升，使血液集中到腦部、心臟和肌肉，以隨時應付各種突發狀況。不過，人體的「壓力反應」固然是對付緊急狀況所必須，可是如果壓力長期存在，交感神經持續興奮，便會造成體力透支、肌肉酸痛、全身倦怠、思考混鈍、失眠、腹脹、便祕、口乾、舌燥等問題，這就是一般所說的「慢性疲勞症候群」。

如何減壓抗老

　　在現代的社會裡，職場的競爭、繁重的課業、飛漲的物價、對立的政治立場和複雜的人際關係，常壓得人透不過氣來，要求得「好心情」還真不是

一件容易事。事實上，我覺得好心情並不是源自金錢或地位，也不是源自身體健康，它是來自於「快樂的想法」。在我的病人中，有許多是家財萬貫的富商及社會地位崇高的律師或法官，他們常有許多不為人知的煩惱，也常有胃腸功能的不適。雖然有人說：「健康是快樂的基石。」但是，生重病的人事實上也可以有「好心情」的！我有一位年約70歲的肝癌病患曾接受過肝癌的動脈栓塞治療，開始時病情雖然暫獲控制，但後來腫瘤還是不幸復發了。由於當時他的體質虛弱，無法再接受積極治療，於是轉至「安寧病房」，由家庭醫學科的醫師作長期的安寧照護。有一天，他的太太來找我，她說：「我先生已經在上禮拜過世了，他在臨終的時候，特別囑咐我要來找您，要我告訴您，他很謝謝您過去的照顧，他覺得他能多活一、二年，已經夠本了！他要我告訴您，他在生病的過程中並沒有受很多苦，請您放心！」這對夫妻樂觀的態度，讓我恍然大悟，原來快樂並不是健康的人特有的權利，事實上只有「樂觀的想法」和「感恩的心」才能讓人獲得真正的快樂！

許醫師的養生祕方

我常覺得自己是一個容易快樂的人，而且我覺得人生最重要的能力就是「懂得如何引導自己走向快樂」，也就是能在情緒即將陷入低潮的時候，迅速提醒自己，修正思路，回到愉悅的心情。經過多年的風雨與歷練，讓我保持好心情的生活座右銘是：「全力以赴，知足感恩，肯定自己，幫助他人。」想樂在生活，悠遊自在嗎？以下提供一些小祕訣，供你參考：

1. 全力以赴，肯定自己

計較事情的成敗或得失往往是煩惱的開始，其實我們大可不必太在意事情的「結果」，而應該在意的是自己是否有好好努力過？我每天在臨睡前會問問自己：「今天是否已經全力以赴了？」如果我覺得自己已經盡力了，就會在心裡給自己一些掌聲。我想我們唯有跳脫「成敗」的框架，才能不憂不懼，發揮更多的潛力，並找回樂觀的自我。

2. 常知足

「知足常樂」，人生有許多苦惱常源自於貪婪和不知足。我們要了解：快樂的人不在於其「擁有得多」，而在於其「要求得少」。常聽到一些朋友說：「因為工作不順遂，所以心情很糟糕！」我總會提醒他們：「別忘了！你還有健康的身體和無限可能的未來，這是許多人所沒有的！」

3. 心存感恩

我們生存在這世上，除了需要靠自己不斷努力之外，一定還需要朋友、長官、同學或家人的支持與協助，同時還常需要仰賴許多不知名的前人所建立的一些既有的設施，才能過日子。因此我們應該了解自己是很幸福的，必須經常懷抱一顆「感恩的心」，謝謝這些認識或不認識的人。這種「感恩惜福」的心可是讓我們能保持年輕、充滿活力的重要力量喔！

4. 日行三善

「助人為快樂之本」，從助人中我們常常可以領略到自己存在的價值。而行善其實很簡單，也不須花什麼錢。撿起地上的紙屑、給路人一個微笑、給朋友一點鼓勵或親切地回答陌生人的問題，都是很好的善行義舉。

5. 從不同的角度看事情

每件事情都有不同的面向，聰明的人會從樂觀的角度作「正向思考」，把「吃苦當作吃補」，把「絆腳石」視為「踏腳石」。記得我以前剛當醫師的時候，每逢假日遇到值班，就覺得自己很苦命、很倒楣。但是有一回，我又遇到星期日值班，起初心裡覺得有些苦悶，但走在上班的路上時，我的腦子裡突然靈光乍現，隨即整個人變得快樂起來，因為我體悟到：只要我多工作一天，就能讓更多的人解除病痛，要工作的星期日事實上是一個累積功德的「好日子」！

6. 想一二、忘八九

俗話說：「人生不如意的事十之八九。」如果你想得到「胃潰瘍」或「白頭髮」，不妨經常牽腸掛肚一些不如意的事；相反地，如果你想常保青春，就該讓不如意的「八九事」隨風而逝，而經常想起各種值得驕傲與欣慰的「一二事」。

7. 一個時間，解決一個問題

有時候我們會覺得事務繁多，千頭萬緒，壓得自己透不過氣來。這時候，比較好的處理方式是：委婉地拒絕一些非必要的事情或工作，以減輕負擔；而後，適當的分割自己的時間，在一個固定時間裡，讓自己先拋開其他問題，全神灌注地去解決一個單一問題。事實上，讓我們工作效率差或感到心焦慮疲的主要原因是：我們同時煩惱了兩個以上的問題。

8. 不要浪費時間在自責

在每個人的一生中，總需要作許多選擇。有時候，我們會作正確選擇，但有時我們的選擇或許是錯誤的。不過，不管對的或錯的選擇都是「過去事」，浪費時間在責怪自己作錯誤選擇的人是最愚笨的，因為他消耗掉許多真正可以作些事情的時間，還加速了自己心靈的老化。英國著名的作家布萊克曾說：「辛勤的蜜蜂，永遠沒有時間悲哀。」的確！我們每個人都應該向蜜蜂學習。

9. 作些運動或減壓活動

運動不但可以瘦身，還可以達到減壓的效果，如慢跑、騎自行車、爬山、游泳都是很好的舒壓方法；此外，練氣功、作瑜伽及靜坐都具有安定心靈的功效。

10. 適當的睡眠

睡眠可以讓我們身上的各個器官充分休息，作好維修保養。每天睡眠的

時間要有6個小時以上，如果睡眠少於5小時，各個器官欠缺充分休養生息的時間，人便容易老化，同時容易疲憊且焦躁不安。

11. 欣賞音樂

欣賞音樂可以陶冶性情、改善情緒。在心情煩悶的時候不妨高歌一曲，或聽聽一些流行歌曲、輕音樂、水晶音樂、鄉村音樂和浪漫時期的古典樂。

12. 體驗大自然之美

大自然的美景是上帝給每個人最珍貴的禮物，不論是變化萬千的浮雲、炫麗的彩霞、皎潔的明月、滿天的繁星都值得我們細細品味，並從中獲得無限的樂趣。

13. 補充抗壓營養素

維生素B的缺乏會引起神經發炎，使抗壓力減低。當覺得工作壓力過大時，可以補充一些維生素B群。此外，鈣、鎂、鉀等礦物質具有安定心神的功效，在牛奶、豆類、柑橘、香蕉中含量豐富，壓力大時，不妨多補充一些。

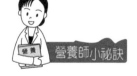

營養師小祕訣

如何抗壓

減壓飲食

1.均衡飲食：每日應攝取六大類基本食物。

2.增加維生素B群的攝取：維生素B群包含B_1、B_2、B_6、B_{12}、菸鹼酸、生物素、泛酸及葉酸等。維生素B群缺乏時，容易出現疲倦、精神不集中等現象。維生素B群來源主要是全穀類食品如胚芽米、糙米、五穀雜糧、薏仁、全麥麵包，以及酵母、瘦肉、蛋、牛乳，以及新鮮的蔬菜、水果等。

3.飲食中鈣與鎂具有穩定神經的作用：每天喝1到2杯鮮乳就足夠一天鈣所需，其他如優格、優酪乳、起司、豆腐、小魚乾都是良好的鈣來源。鎂的食物來源有深綠色蔬菜、全穀類、乾果類、豆類。

4. 深海魚改善抗壓性：深海魚油或魚肉富含 EPA 及 DHA，是良好的 omega-3 不飽和脂肪酸食物來源。 omega-3 不飽和脂肪酸會保護腦神經細胞膜，使神經傳導更順暢，所以一星期最好吃 3～4 次魚，每次 2～3 兩。

5. 多喝水：每天至少喝 2000cc 以上的水來促進體內正常代謝，補充水分還是喝最簡單的白開水、礦泉水最好。

容易加重壓力的食物

1. 高油脂食物：漢堡、炸雞、薯條、披薩、冰淇淋等，及帶皮、油脂多的肉類。這些食物會讓頭腦變得遲鈍。

2. 高鹽分食物：速食麵、洋芋片、香腸、火腿、熱狗、醃製、罐頭加工食品、醬料等，也都含有大量的鹽分，易使血壓上升、情緒更緊繃。

3. 高糖食物：加糖果汁、飲料、汽水、甜餅乾、蜜餞及各式精製甜點等，易使血糖急遽上升又下降，而突然降低的血糖會引發心悸、緊張、焦慮等症狀。

4. 含咖啡因食物：一旦過量，反而會干擾睡眠，造成焦慮不安，產生壓力，並會加速體內鈣質和維生素 B 群的流失。所以咖啡、巧克力、可可、茶、可樂等食品，還是適量為宜，咖啡一天不要超過 3 杯。

5. 煙和酒精：煙、酒都易加重壓力，要盡量避免。

關鍵解析 4

吃出健康

西方人常說：「You are what you eat!」意思是說：「你是你吃的東西變成的！」的確，種瓜得瓜，種豆得豆，如果我們天天吃「健康」而「無害」的食物，自然能確保青春美麗，有個彩色而亮麗的人生；相反的，如果經常吃的是「不健康」或「有害」的食物，當然會經常百病纏身，生活由彩色轉黑白囉！

遺憾的是：隨著生活的逐漸富裕及飲食的西化與精緻化，吃錯飲食的人似乎越來越多，也使得國人肥胖、高血脂、糖尿病、高血壓、心肌梗塞與中風的盛行率大為增加。以糖尿病為例，國人民國95年成年男性糖尿病的盛行率為11.7%，大約是民國85年3.7%之盛行率的3倍。同時，國人目前肥胖與過重之盛行率已高得嚇人！成年男性超過1/2，成年女性也已超過1/3。

而過去一項由美國參議院召集學者專家攜手研究，探討疾病原因的重要結論——「麥高文報告」顯示：大部分疾病的原因來自於過去「錯誤的飲食習慣」。藉由飲食習慣的改變，可以減少25%心臟病、50%糖尿病、80%肥胖症和20%癌症。在本章節中，我們便將告訴你如何才能吃出健康。

你吃得健康嗎？

想知道自己吃得健康嗎？不妨計算一下自己的身體質量指數（BMI，計算方法參見Part II關鍵解析16：代謝症候群中之說明），並且量一下腰圍。如果你的身體質量指數大於24或腰圍高過上限（男性超過35.5吋，女性超過31.5吋），就表示你吃得很不健康，亟需改善自己的飲食習慣。

一天最適當的攝取熱量

現代人的飲食問題往往不在患寡，而在「患多」及「患不均」。如果你想吃得健康，必須先了解自己一天最適當攝取的熱量。

而熱量的攝取取決於你的「理想體重」及「活動量」，理想體重的計算方法為：$(18.5 \sim 24) \times$ 身高^2，或是簡易用 $(22 \times$ 身高$^2) \pm 10\%$ 的範圍皆為理想體重。身高單位為公尺，理想體重單位為公斤。

而熱量的算法如下：

> 簡易熱量計算公式
> （每天每公斤理想體重所需之熱量〔大卡〕）
>
> | 活動量 | 體重過重
（＞10%） | 理想體重
（±10%） | 體重不足
（＜10%） |
> |---|---|---|---|
> | 臥床 | 20 | 20～25 | 30 |
> | 輕度（如上班族） | 20～25 | 30 | 35 |
> | 中度（如勞工族） | 30 | 35 | 40 |

例如，一位身高160公分，體重54公斤的女性上班族，每天所需要之總熱量為 54×30 卡 ＝ 1620 卡。而一位身高160公分，體重60公斤的女性上班族，每天所需要之總熱量就較少，為 60×23 卡 ＝ 1380 卡。

各種營養素的功能

飲食之所以要均衡，是因為各種食物蘊含不同的營養素，而各種營養素必須均衡攝取，人體才能維持健康。

人體所需六大營養素的功能

營養素	功能
蛋白質	1. 供給熱量（1公克4大卡）。 2. 是組成及修補細胞、組織的主要材料。 3. 調節生理機能。
脂肪	1. 供給熱量（1公克9大卡）。 2. 是構成細胞膜的重要物質。 3. 幫助脂溶性維生素的吸收與利用。 4. 增加食物美味及飽腹感。
醣類	1. 供給熱量（1公克4大卡）。 2. 是組成細胞的重要物質。 3. 調節生理機能。
礦物質 （主要礦物質有鈣、磷、鐵、鉀、鈉、鎂等）	1. 構成身體細胞的原料：如構成骨骼、牙齒、肌肉、血球、神經之主要成分。 2. 調節生理機能：如維持體液酸鹼平衡，調節滲透壓，心臟肌肉收縮，神經傳導等機能。
維生素 1. 脂溶性維生素： 　維生素A、D、E、K 2. 水溶性維生素： 　維生素B_1、B_2、B_6、B_{12}、菸鹼酸、葉酸、C等）	1. 維生素大部分是人體各種酵素的「輔助物質（Coenzyme）」，可使體內的各種酵素發揮良好功能，以適當調控人體的新陳代謝。 2. 維生素又稱維生素，其中能溶解於脂肪者稱脂溶性維生素，能溶解於水者稱水溶性維生素。大多數不能從身體中製造，而必需從食物中攝取，其在身體中的作用就好像機械中的潤滑油。
水	1. 幫助體內消化、吸收、輸送、排泄。 2. 作為細胞的保護墊。 3. 調節體溫，同時也是體內潤滑物。

飲食均衡而適量

　　食物的攝取首重「均衡」，我們可以將日常生活中的食物分為六大類，每天必須攝取適量的六大類食物，才能稱得上「均衡飲食」。至於什麼叫作「適量」呢？

　　衛生署對健康成年人的每日食物攝取分量於98年修正，新版飲食指南，強調營養素密度高之原態食物攝取，以提高微量營養素與有益健康之植化素攝取量。因此，將原本分類中之五穀根莖類，修改為全穀根莖類；並強調油脂類應包含一份堅果（核果）與種子類，鼓勵國人攝取堅果以取代精製油類；奶類則改為低脂奶類，以降低飽和脂肪之攝取。蛋白質來源部分，則鼓勵脂肪含量低的食物，尤其是豆製品、魚類、家禽類，將順序改為豆魚肉蛋類。綜之，新版飲食指南之六大類食物分別為：

推薦 1500~2500 大卡飲食各類食物份數

食物種類	1500大卡	1800大卡	2000大卡	2200大卡	2500大卡
五穀根莖類	9	11	12	13	15
未精製	3	4	4	4	5
其他	6	7	8	9	10
豆魚肉蛋類	4	5	6	7	8
低脂奶類	1.5	1.5	1.5	1.5	2
蔬菜類	3	3	3.5	4	5
水果類	2	3	3.5	4	4
油脂類與堅果（核果）種子類	5	6	6	7	8
植物油	4	5	5	6	7
堅果種子	1	1	1	1	1

- 全穀根莖類
- 豆魚肉蛋類
- 蔬菜類
- 水果類
- 低脂奶類
- 油脂與堅果（核果）種子類

我們可以依自己每天所需要的總熱量及左頁的各類飲食份數分配表，訂定一天的食物種類及分量。

每一類別之主要營養素及分量單位

類別	營養素	分量單位說明
五穀根莖類（主食類）	醣類（膳食纖維）及部分蛋白質。	每份：飯1/4碗（50公克）；或中型饅頭1/4個；或土司麵包2/3片。
奶類	蛋白質、醣類及鈣質（脂肪含量依全脂、低脂、脫脂不同）。	每杯：牛奶1杯（240cc）；脫（低）脂奶粉3湯匙。
豆、魚、肉、蛋類	蛋白質及部分脂質。	每份：肉（豬、雞、鴨、牛、羊、魚、海鮮1兩約30公克）或豆腐1塊（100公克）或豆漿1杯（240cc）或蛋1個。
蔬菜類	維生素、礦物質、膳食纖維及少量醣類。	每份：蔬菜3兩（約100公克，煮熟約半碗）。
水果類	維生素、礦物質及部分醣類。	每份：中型橘子1個（約100公克）或番石榴1個或葡萄柚半個（約為女生手拳頭大小1個）。
油脂類	脂肪。	每份：1茶匙油（5公克）；或花生仁10粒或瓜子1湯匙。

而後,將食物適當地分配至三餐中,訂出一天的的菜單。

以下,列舉三種 1500 大卡的菜單供讀者參考:

菜單一

早餐	低脂奶	1.5 杯
		(360cc)
	蔬菜三明治	1 個

午餐	什錦湯麵	1 碗
	炒菠菜	1 碟
	柳丁	1 個

晚餐	五穀飯	8 分滿
	滷雞腿	1 小隻
	炒高麗菜	1 碟
	香菇炒甜椒	1 碟
	紫菜銀魚湯	1 小碗
	蘋果	1 個

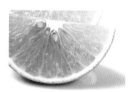

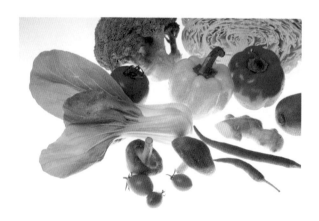

菜單二

早餐

低脂奶	1.5杯
	（360cc）
菜包（大）	1個

午餐

水餃	10個
燙地瓜菜	1碟
涼拌小黃瓜	1碟
蛋花湯	1小碗
木瓜	1片

晚餐

紅豆飯	8分滿
烤鮭魚	1小塊
	（約1.5兩重）
家常豆腐	1碟
（豆腐半塊、紅蘿蔔、甜豆莢）	
炒青江菜	1碟
黃瓜魚丸湯	1碗
奇異果	1個

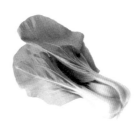

菜單三

早餐

魚片粥	1碗
（鯛魚肉片、芹菜末）	

午餐

糙米飯	8分滿
紅燒排骨	1小片
	（約1.5兩）
芹菜干絲	1碟
炒青花菜	1碟
蛤蜊湯	1小碗
西瓜	1片

晚餐

花枝燴飯	1盤
	（小份）
炒空心菜	1碟
蘿蔔湯	1小碗
葡萄	10顆

吃得正確

除了均衡飲食外，還要遵循下列原則才能吃得更健康：

1. 攝取「適量的好油」

有些人以為「油脂是肥胖之源」，因此避油脂唯恐不及。實際上，我們每天都應攝取「適量的好油」。所謂「適量」是指每天約「40公克」（約8茶匙），所謂好油是指含「不飽和脂肪酸」的油。脂肪酸分為「飽和脂肪酸」和「不飽和脂肪酸」兩大類，飽和脂肪酸主要存在於紅肉（如豬肉、牛肉、羊肉）、牛奶及蛋黃中，食用過量容易增高體內壞的膽固醇（低密度膽固醇），造成動脈硬化及心血管疾病，有礙健康；而不飽和脂肪酸主要存在於豆類、堅果、植物油、魚類、家禽中，適量攝取，是很好的能量來源，同時不致於增高體內壞的膽固醇。

大部分的國人一天油脂量都攝取過高，日常飲食應盡量減油，平時應少吃肥肉、油酥類點心等脂肪含量高的食物，烹調時應盡量以清蒸水煮或燉滷取代煎炸和熱炒。此外一定要注意避免吃到反式脂肪酸，因為反式脂肪酸會增加血漿中的總膽固醇與壞的膽固醇，並且降低血漿中好的膽固醇（高密度脂蛋白膽固醇），導致動脈硬化，其來源包括人造奶油（乳瑪琳）、奶精、烘培用的植物酥油、炸油條和臭豆腐用的氫化棕櫚油。

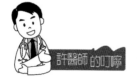

許醫師的叮嚀　油脂內可能含有（1）飽和脂肪酸（在室溫易凝結，如豬油），（2）單元不飽和脂肪酸（在室溫為液態，在冰箱會呈固態，如橄欖油）及（3）多元不飽和脂肪酸（在室溫及冰箱都是液態，如葵花油、玉米油、紅花籽油、葡萄籽油、深海魚油）。富含飽和脂肪酸的食物會增高血中壞的膽固醇，應少吃；相反地，富含單元或多元不飽和脂肪酸的食物可以降低血中壞膽固醇，值得適量攝取。此外，鮭魚、鮪魚及沙丁魚內富含omega-3脂肪酸，還具有降低體內壞膽固醇的功效。

2.攝取「適量的優質蛋白質」

蛋白質是酵素的主成分，而酵素負責消化食物及維持細胞的各種生理機能，每天攝取「適量的蛋白質」是十分重要的。食物中的蛋白質來自「動物性蛋白質」和「植物性蛋白質」二大類，動物性蛋白質主要存在於肉類、牛奶及蛋中，因攝取時常會同時吃到一些「飽和脂肪酸」，因此不宜攝取太多；相反的，植物性蛋白質存在於豆類及堅果，在攝取時常可以同時吃到一些「不飽和脂肪酸」，宜適量攝取。整體而言，每個人每天植物性蛋白質的攝取量應占蛋白質攝取總量的2/3以上。

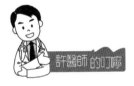

大豆製品是很好的「植物性蛋白質」來源，但大豆內甲硫氨酸（methionine，一種必需胺基酸）的含量少，如果素食者只吃大豆製品，完全沒有補充奶、蛋類營養，很可能會缺乏甲硫氨酸。因此，這類素食者需加強攝取含甲硫氨酸的穀物類（例如糙米、米粉、麵條、小麥胚芽、全麥麵包）、堅果、海藻或芝麻。

3.每天至少有一餐吃全穀類主食

精緻的白米及白麵粉製品雖然美觀又好吃，但因為在製作過程中，它們已被去除胚芽的營養及麩皮中的膳食纖維，剩下的成分幾乎都是澱粉，因此再攝取後會迅速被消化，使血液中的葡萄糖迅速上升，促使體內分泌大量的胰島素來降低血糖；但大量的胰島素也會促進脂肪合成，導致肥胖，因此平時最好能以糙米、燕麥及全麥製品來取代白米及白麵粉製品。一般人每天最好至少有一餐能以全穀類當主食。

4.少吃含糖的食物或飲料

攝取含糖的食物或飲料後，血液中的葡萄糖常會迅速增高，促使體內分泌大量的胰島素來降低血糖，同時也會促進脂肪生成，造成肥胖及血脂肪異常。

5. 高纖維

　　含豐富纖維質的食物有豆類、蔬菜類、水果類及糙米、番薯等全穀根莖類，膳食纖維質可預防及改善便祕，減少腸癌的機率；也可延緩葡萄糖吸收，幫助血糖控制；並可降低血膽固醇，有助心血管疾病的預防。從接觸氧化物多寡與養生的觀點來看，兒童每日蔬果攝取量最好能達到5份，女性成人最好能達到7份，而男性成人最好達到9份蔬果，這也就是所謂的「蔬果579，健康長又久」。

6. 少鹽

　　經常攝取高鈉食物容易患高血壓，烹調應少用鹽及含有高量鈉的調味品（如味精、沙茶醬等），並少吃醃漬品（如醬菜、酸菜等）或加工食品（如火腿、香腸、臘肉等）。

7. 多攝取鈣質豐富的食物

　　鈣是構成骨骼及牙齒的主要成分，攝取足夠的鈣質，可促進正常的生長發育，並預防骨質疏鬆症。牛奶含豐富的鈣質，且最易被人體吸收，雖然有許多有關牛奶的負面報導，但每天飲用1～2杯（240～500cc），並不會有所謂危害人體之虞。每種食物都有其好與不好的地方，只要適量攝取，並在同類中互換，自然可降低其風險，最怕是道聽塗說，單吃某一種食物，且過量攝取，那就真的會未蒙其利先受其害了。除了牛奶製品外，小魚乾、豆製品（豆腐、豆乾、豆皮）、深綠色蔬菜（芥蘭、莧菜、番薯葉）也富含鈣質，應適量攝取。

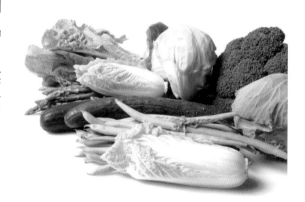

8. 多喝水

水分可以調節體溫、幫助消化吸收、運送養分、預防及改善便祕。白開水是最好的飲料，建議一天至少喝 2000cc 以上的水。

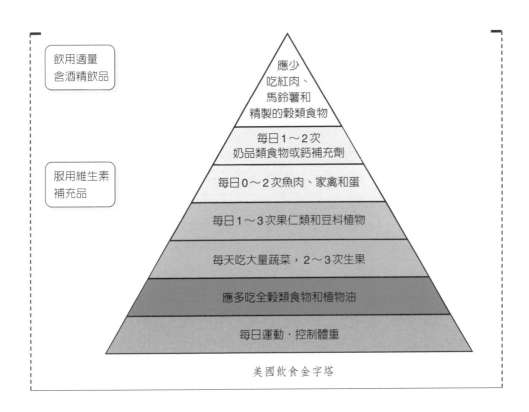

飲用適量
含酒精飲品

應少
吃紅肉、
馬鈴薯和
精製的穀類食物

每日1～2次
奶品類食物或鈣補充劑

服用維生素
補充品

每日0～2次魚肉、家禽和蛋

每日1～3次果仁類和豆科植物

每天吃大量蔬菜，2～3次生果

應多吃全穀類食物和植物油

每日運動·控制體重

美國飲食金字塔

目前國人在攝食上的常犯的錯誤是：油脂、含糖飲料和肉類吃得過多，同時每天攝取的卡路里過高；相反地，蔬菜、水果、鈣質則吃得過少。如果我們能選對食物，適量攝取，必然能吃出健康，展現亮麗的人生。

抗老聖品

　　自古以來，人類一直在追求所謂的「長生不老」，年齡越長的人越怕老，所以坊間只要與抗老化相關的產品，不論是食品、藥品、化妝品，總是賣的嚇嚇叫。而人體的老化實際上與「自由基（free radical）」的破壞息息相關，自由基是人體新陳代謝中所產生的一種副產品，這種副產品多帶了一個電子，具有極大的破壞力，會造成人體細胞中遺傳基因（DNA）、細胞膜與蛋白質的「氧化」。而細胞內的有用物質一旦發生氧化，就像鐵氧化生鏽一般，會失去正常功能。

　　在生活中有許多因素，如陽光中的紫外線、空氣污染、農藥、殺蟲劑、香煙、酒精、細菌或病毒的感染、外傷、壓力、劇烈運動，都會激發人體自由基的產生。雖然人體具有許多抗氧化酵素，如過氧化物歧化酶（SOD，superoxide dismutase）、過氧化氫酶（catalase）及麩胱甘過氧化氫酶（glutathione peroxidase），來幫忙清除自由基，對抗氧化反應，但也只能遏止部分的傷害，每天每個人的各個組織仍會因自由基的破壞產生些微的損傷，造成老化。研究顯示：人類到 50 歲時，細胞內大約有 30% 的蛋白質已被自由基破壞，喪失了原有的功能。

　　因此，抗老化就必須「抗氧化」，最重要的要訣在「避免接觸誘發產生自由基的因素」，並且從自然界中，「補充足夠的抗氧化物質」，來幫助身體把為害人體的自由基一網打盡。

抗氧化食物

　　「天然ㄟ尚好」，五顏六色的新鮮蔬果，富含維生素 C、維生素 E、β- 胡蘿蔔素、各種植物化素及礦物質，實際上就是上帝賦予人類的最佳抗氧化

物利器。不過，有些人可能因蔬果攝取不足、消化吸收不良或接觸過多產生自由基的因子，導致體內存在大量的自由基。這些人如果能補充適量維生素、茄紅素（lycopene）、花青素（OPC）、過氧化物歧化酶（SOD）或輔酶Q10等抗氧化劑，對防止老化可能有所助益。

但是，補充抗氧化劑時，需注意不可過量，如維生素A及維生素E是脂溶性的維生素，攝取過多可能中毒。另外，要注意是否有使用禁忌，如因心血管疾病而吃抗凝血劑的人，不適用吃維生素E。以下簡單介紹各種抗氧化物的來源及補充原則。

1.維生素C

功能：維生素C是最老牌的抗氧化劑，可以清除自由基，防止老化；增強
　　　免疫力，促進身體製造干擾素，以破壞病毒；加速傷口癒合；強化
　　　血管，預防壞血病。

食物來源：存在綠色蔬菜及水果，如青花菜、芥藍菜、青椒、芭樂、奇異
　　　　　果、柳丁、葡萄柚、木瓜等蔬果中。

衛生署建議攝取量：每天100毫克，上限2000毫克。

注意事項：由於維生素C是酸性的，服用過多，可能引起腸胃不舒服。此
　　　　　外，高劑量（大於4000毫克）的維生素C會增加腎結石的機會。

2. 維生素E

功能：消除自由基，預防動脈硬化，改善記憶力，保護眼睛。

食物來源：植物油、小麥胚芽、胚芽米、肝、肉類、豆類、深綠色蔬菜、
　　　　　堅果（如胡桃、杏仁）。

衛生署建議攝取量：每天12毫克，上限1000毫克。

注意事項：維生素E具有抗凝血作用，因此服用抗凝血劑的人，不宜吃維
　　　　　生素E，以免發生嚴重凝血障礙。此外，維生素E是脂溶性的維
　　　　　素，不可過量攝取，以免中毒。

3. β-胡蘿蔔素

功能：β-胡蘿蔔素會在肝臟中轉變爲維生素 A，具有保護眼睛，預防夜
　　　盲症的功能；同時，可以維持上皮組織的完整，保護氣管，預防肺
　　　癌。

食物來源：深綠、橘紅和深黃色蔬果含量豐富，如胡蘿蔔、番薯、番茄、
　　　　　南瓜、紅辣椒、青花菜、柑橘類、芒果、木瓜、紅肉李。

參考建議攝取量：每天 5000～25000 國際單位。

注意事項：β-胡蘿蔔素攝取過多，會引起胡蘿蔔素血症，使皮膚變黃。
　　　　　維生素 A 是脂溶性的維生素，攝取過量，會導致肝脾腫大、掉髮等
　　　　　毒性。

4. 茄紅素（Lycopene）

功能：抗氧化能力是維生素 C 的 20 倍，有助於預防食道癌、大腸癌、直
　　　腸癌與攝護腺癌。

食物來源：番茄、西瓜、木瓜、櫻桃、李子、紅葡萄柚、柿子。

參考建議攝取量：每天 30～50 毫克。

注意事項：無特殊副作用及禁忌。

5. 兒茶素（EGCG）

功能：兒茶素是茶葉中的多酚成分，其抗氧化能力是維生素 E 的 20 倍，
　　　具有降低血脂肪、抑制細菌生長、防止蛀牙的效果。同時有些研究
　　　顯示，兒茶素有預防胃癌及大腸癌的效果。

食物來源：綠茶、烏龍茶。

參考建議攝取量：每天 500 毫克。

注意事項：無特殊禁忌。值得注意的是，烏龍茶及紅茶在製作過程中，曾
　　　　　經發酵處理，會使茶多酚遭到破壞，因此兒茶素含量少。

6. 花青素（OPC）

功能：具有降低血脂肪、預防心血管疾病、抑制發炎、促進傷口癒合的效果。

食物來源：葡萄皮、葡萄籽、覆盆子。

參考建議攝取量：每天 60 ～ 150 毫克。

注意事項：無特殊副作用，但孕婦及哺育母乳之婦女不建議使用。

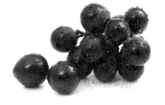

7. 過氧化物歧化酶（SOD）

功能：SOD 是一種強力抗氧化酵素，可以清除自由基，防止老化；同時可以幫助身體有效利用鋅、銅、鎂等微量元素，促進新陳代謝。

食物來源：小麥草、大麥草、甘藍菜、綠色花椰菜。

參考建議攝取量：每天 500 萬國際單位。

注意事項：無特殊副作用及禁忌。胃酸會破壞 SOD，因此服用 SOD 補充劑時，需使用腸溶錠製劑。

8. 輔酶 Q10

功能：具有增強免疫力、預防心血管疾病、抑制癌細胞生長等功能，號稱抗老美容教主。

食物來源：沙丁魚、鮭魚、鯖魚。

參考建議攝取量：每天 30 ～ 100 毫克。

注意事項：每日攝取量大於 150 毫克，可能造成低血壓。

9. 抗氧化礦物質

體內抗氧化酵素需要鋅、鉀、鎂、硒等礦物質來活化，以發揮加倍的作用。鋅主要存於牡蠣等貝類中。鉀與鎂廣泛存於各類食物裡。硒主要存在於海鮮、肝臟中，而洋蔥、大蒜亦含有硒。

如何藉由飲食來避免自由基產生

1. 避免過多的熱量。
2. 攝取足夠量之含有抗氧化效果的食物（如含 β-胡蘿蔔素、維生素 C、維生素 E 的食物）。
3. 避免不新鮮、醃製、罐頭食物。
4. 多蒸、煮，少炸、燒、烤、煎。
5. 不吃太油、太甜、太鹹的食物。

總之延緩老化的飲食原則是「減少易產生自由基的食物（如高熱量、高油脂的食物）」以及「多攝取含有抗氧化物的食物」。

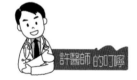

許醫師的叮嚀

酸性與鹼性食物

要抗老養生最好多吃「鹼性食物」，少吃「酸性食物」。所謂「酸性食物」並非食物為酸性，而是指食物中含有較多的硫、磷、氯等元素，在吃入人體後，會經由化學作用，轉變為硫酸、磷酸、鹽酸等酸性物質。例如：肉類、蛋類、甜食和酒，都屬於酸性食物。而所謂鹼性食物是指含有較多鈉、鉀、鈣、鎂等元素的食物，這些食物在攝入人體後，容易代謝產生具鹼性的氫氧化物，例如：蔬菜、水果便是鹼性食物。

關鍵解析 6

運動保青春

運動是健康的基石

要活就要動，不動就活不久，因為「運動」是動物保持健康的重要基石。早在 2500 年前，醫學之父希波克拉底便曾說過：「陽光、空氣、水和運動是生命和健康的泉源。」的確，運動是人類維持正常新陳代謝功能所必需，沒有一樣藥物或保養聖品可以取代它的養生抗老效果。而事實上，運動也可以說是一種「最經濟」而有效的抗老良方。

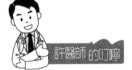

運動的好處多多，包括：

1. 強化心肌功能。
2. 增加肺活量。
3. 降低血壓。
4. 增進胃腸蠕動，避免便祕。
5. 消除壓力，改善情緒，減少憂鬱。
6. 燃燒脂肪，降低膽固醇，避免肥胖。
7. 增加骨質密度，防止骨質疏鬆。
8. 增強肌肉質量，預防肌肉萎縮。
9. 降低血糖，改善糖尿病。
10. 促進生長荷爾蒙分泌，延緩老化。
11. 在運動的過程中，大腦會分泌「腦內啡（Endophine）」，這種物質會使人覺得神清氣爽，感到幸福愉快。

有氧運動與無氧運動

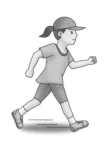

運動的種類很多，但並不是每一種都具有良好的抗老效果。如快跑、舉重等在瞬間讓身體承受巨大壓力的運動，容易讓肌肉受傷，反而會加速老化，所以並不適合被選作長期抗老的運動方式。

最適合的養生抗老運動是「有氧運動」。所謂有氧運動是指，運動時用到大塊肌肉，在運動過程中呼吸心跳會加快，但不致引起呼吸困難的「中度」或「低度」的耗氧運動。例如慢跑、游泳、上下台階、快走、騎自行車、爬山、跳土風舞、作韻律操、作柔軟操等都是很好的有氧運動。

所謂的「無氧運動」是指瞬間暴發力強，運動過程中呼吸心跳急速上升，容易感到呼吸困難，而且由於氧氣供應不足，肌肉細胞必須利用葡萄糖作無氧呼吸以提供能量的強度運動。例如百米短跑、拉單槓、舉重等運動。這類的運動常使人在運動過後由於肌肉內乳酸的堆積及大量自由基的傷害，酸痛好幾天，並不是適合作為長期養生的運動。

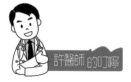

生長荷爾蒙是激發兒童及青少年長高的最重要荷爾蒙，也是讓成人保持年輕的關鍵物質。對某些年長者來說，補充生長荷爾蒙的確具有「返老還童」的驚人效果。

生長荷爾蒙的抗老化作用包括增強心臟收縮力、增加肺活量、增加骨質密度、增加肌肉質量、增強免疫力、燃燒脂肪，以及促進皮膚膠原蛋白合成，使皮膚光滑而具彈性。

生長荷爾蒙是由人體的腦下垂體所分泌，在青春期達到高峰。在21歲過後，分泌量每年減少1.4%。因此，在60歲時，生長荷爾蒙的分泌量只剩顛峰期的一半。有氧運動能有效促進腦下垂體分泌生長荷爾蒙，可以說是一種最經濟有效、也最安全的抗老處方。

每天該運動多久？

　　為了常保青春，除了要注意運動的「質」以外，還要注意運動的「量」。如果運動量不足，就無法達到養生抗老的目的。就抗老的觀點而言，成人最好每天有「20分鐘以上的中度運動量」或「60分鐘以上的輕度運動量」。

　　而每天的運動事實上是可以「分期付款」的，不一定要「一氣呵成」。也就是說，不論每天作一次的中度運動（如慢跑、跳韻律舞）20分鐘，或每天作兩次的中度運動，每次10分鐘，都可以達到良好的運動效果。

運動計畫的擬定

　　每個人的體力與空閒時間不同，因此自己不妨針對個人的體質「量身訂作」，擬定適合的運動計畫。例如，年約40歲的上班族，體能尚佳但空閒時間有限，可以計畫於下班後，慢跑（中度運動）20分鐘；50歲的中年人可以早晚各快走（輕中度運動）一次，每次20分鐘；70歲的退休銀髮族，可以早晚各運動一次，每次散步、練氣功或作柔軟操（輕度運動）30分鐘。此外，工作很忙的上班族也可以把運動融入日常生活中，如以爬樓梯取代坐電梯、觀賞電視時邊看邊原地慢跑、以快走取代慢走，這些都是一些不必多花時間就能達到運動效果的好點子。基本上，不論採用何種方式，只要運動的質與量足夠，都可以養生抗老。

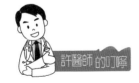

運動就從今天開始

老化現象一天一天地侵蝕著我們的健康，如果欠缺良好的運動習慣來養生抗老，那麼肥胖、便祕、骨質疏鬆、膽固醇過高、糖尿病等老化現象，就很容易會登門造訪，甚至落地生根了！企業家王永慶先生說得好：「沒有辛苦，就沒有健康」，「持之以恆的運動」是維持我們擁有輕盈體態、遠離代謝症候群的最佳武器。讓我們從今天開始就好好地動起來吧！

國家圖書館出版品預行編目資料

胃腸決定你的健康／許秉毅、許慧雅、梁靜于
著. -- 初版. -- 台北市：商周出版：家庭傳媒
城邦分公司發行, 2009.08
面；公分. --（商周養生館；12）

ISBN 978-986-6369-25-4（平裝）

1. 消化系統疾病　2. 胃腸疾病　3. 健康法

415.5　　　　　　　　　　　　　98012887

商周養生館 12

胃腸決定你的健康　胃腸肝膽保健密碼（暢銷改版）

作　　　　者／許秉毅、許慧雅、梁靜于
企 劃 選 書／徐藍萍
責 任 編 輯／徐藍萍、彭子宸

版　　　權／翁靜如、吳亭儀、黃淑敏
行 銷 業 務／張媖茜、黃崇華
總 編 輯／黃靖卉
總 經 理／彭之琬
發 行 人／何飛鵬
法 律 顧 問／台英國際商務法律事務所　羅明通律師
出　　　版／城邦文化事業股份有限公司　商周出版
　　　　　　台北市104民生東路二段141號9樓
　　　　　　電話：(02) 2500-7008　傳眞：(02) 2500-7759
　　　　　　E-mail：bwp.service@cite.com.tw
發　　　行／英屬蓋曼群島家庭傳媒股份有限公司城邦分公司
　　　　　　台北市104民生東路二段141號2樓
　　　　　　書虫客服服務專線：(02) 2500-7718；2500-7719
　　　　　　服務時間：週一至週五上午09:30-12:00；下午13:30-17:00
　　　　　　24小時傳眞專線：(02) 2500-1990；2500-1991
　　　　　　劃撥帳號：19863813；戶名：書虫股份有限公司
　　　　　　讀者服務信箱：service@readingclub.com.tw
　　　　　　城邦讀書花園 www.cite.com.tw
香港發行所／城邦（香港）出版集團有限公司
　　　　　　香港灣仔駱克道193號東超商業中心 1樓
　　　　　　E-mail：hkcite@biznetvigator.com
　　　　　　電話：(852) 2508-6231　傳眞：(852) 2578-9337
馬新發行所／城邦（馬新）出版集團【Cite (M) Sdn.Bhd.】
　　　　　　41, Jalan Radin Anum, Bandar Baru
　　　　　　Sri Petaling,57000 Kuala Lumpur, Malaysia.
　　　　　　電話：(603) 90578822　傳眞：(603) 90576622
　　　　　　E-mail:citekl@cite.com.my

封 面 設 計／斐類設計工作室　　　　　　　　　　　　繪圖／謝文瑰
版 面 構 成／林翠之、李曉青
印　　　刷／卡樂彩色製版印刷有限公司
總 經 銷／聯合發行股份有限公司
　　　　　　地址：新北市231新店區寶橋路235巷6弄6號2樓
　　　　　　電話：(02) 2668-9005　傳眞：(02) 2668-9790

2009年8月18日初版1刷
2016年11月10日二版1刷

ISBN 978-986-6369-25-4　　Printed in Taiwan
定價／300元

城邦讀書花園
www.cite.com.tw

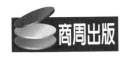

104　台北市民生東路二段141號2樓

英屬蓋曼群島商家庭傳媒股份有限公司城邦分公司　收

請沿虛線對摺，謝謝！

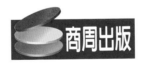

| 書號：BUD 012X | 書名：胃腸決定你的健康 |

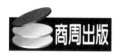 商周出版

讀者回函卡

感謝您購買我們出版的書籍!請費心填寫此回函卡,我們將不定期寄上城邦集團最新的出版訊息。

不定期好禮相贈!
立即加入:商周出版
Facebook 粉絲團

姓名:＿＿＿＿＿＿＿＿＿＿＿＿＿＿＿＿＿＿＿ 性別:□男 □女

生日:西元＿＿＿＿＿＿年＿＿＿＿＿＿月＿＿＿＿＿＿日

地址:＿＿＿＿＿＿＿＿＿＿＿＿＿＿＿＿＿＿＿＿＿＿＿＿

聯絡電話:＿＿＿＿＿＿＿＿＿＿ 傳真:＿＿＿＿＿＿＿＿＿＿

E-mail :＿＿＿＿＿＿＿＿＿＿＿＿＿＿＿＿＿＿＿＿

學歷:□ 1. 小學 □ 2. 國中 □ 3. 高中 □ 4. 大學 □ 5. 研究所以上

職業:□ 1. 學生 □ 2. 軍公教 □ 3. 服務 □ 4. 金融 □ 5. 製造 □ 6. 資訊

□ 7. 傳播 □ 8. 自由業 □ 9. 農漁牧 □ 10. 家管 □ 11. 退休

□ 12. 其他＿＿＿＿＿＿＿＿＿＿＿＿＿＿＿＿

您從何種方式得知本書消息?

□ 1. 書店 □ 2. 網路 □ 3. 報紙 □ 4. 雜誌 □ 5. 廣播 □ 6. 電視

□ 7. 親友推薦 □ 8. 其他＿＿＿＿＿＿＿＿＿＿＿＿

您通常以何種方式購書?

□ 1. 書店 □ 2. 網路 □ 3. 傳真訂購 □ 4. 郵局劃撥 □ 5. 其他＿＿＿

您喜歡閱讀那些類別的書籍?

□ 1. 財經商業 □ 2. 自然科學 □ 3. 歷史 □ 4. 法律 □ 5. 文學

□ 6. 休閒旅遊 □ 7. 小說 □ 8. 人物傳記 □ 9. 生活、勵志 □ 10. 其他

對我們的建議:＿＿＿＿＿＿＿＿＿＿＿＿＿＿＿＿＿＿＿

＿＿＿＿＿＿＿＿＿＿＿＿＿＿＿＿＿＿＿＿＿＿＿＿＿＿

＿＿＿＿＿＿＿＿＿＿＿＿＿＿＿＿＿＿＿＿＿＿＿＿＿＿